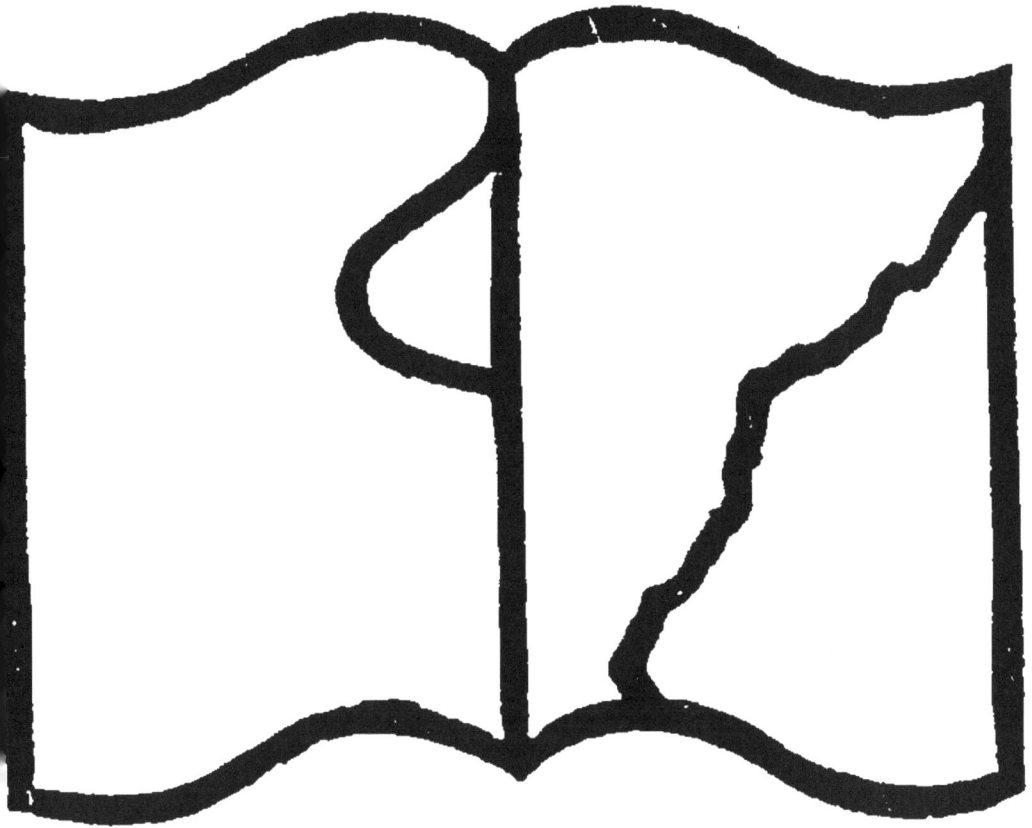

Texte détérioré — reliure défectueuse

NF Z 43-120-11

Docteur **D.-J. ACQUAVIVA**

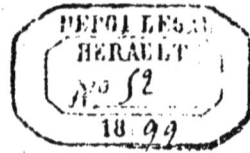

CONTRIBUTION A L'ÉTUDE

DES

VARIÉTÉS DE L'INVERSION UTÉRINE

LEUR TRAITEMENT CHIRURGICAL

ET EN PARTICULIER DE L'HYSTÉRECTOMIE VAGINALE

MONTPELLIER — 1899

IMPRIMERIE DELORD-BOEHM ET MAP

CONTRIBUTION A L'ÉTUDE

DES

VARIÉTÉS D'INVERSION UTÉRINE

DU MÊME AUTEUR

Section du nerf médian au niveau de la région antérieure du poignet droit. — Suture, trente-six heures après l'accident. — Succès opératoire (*Marseille Médical*, 1er octobre 1898).

Un cas de gangrène partielle spontanée de la verge, d'origine inconnue. — Guérison (*Marseille Médical*, 1er Août 1898)

Gangrène symétrique des deux pieds. — Amputation double et simultanée des deux jambes. — Guérison (*Marseille Médical*, 15 août 1898).

Rupture du tendon inférieur du biceps brachial droit à son insertion sur la tubérosité bicipitale tenosuture. — Guérison (*Marseille Médical*, 7 août 1898).

CONTRIBUTION A L'ÉTUDE

DES

VARIÉTÉS DE L'INVERSION UTÉRINE

LEUR TRAITEMENT CHIRURGICAL

ET EN PARTICULIER DE L'HYSTÉRECTOMIE VAGINALE

PAR

Le Dr D.-J. ACQUAVIVA

Ancien externe des Hôpitaux de Marseille (Concours 1893)
Ex-interne des mêmes Hôpitaux (Concours 1894)
Ex-interne à la Clinique d'accouchements et de la Maternité
Ex-aide d'Anatomie et de Physiologie (Concours 1895)
Prosecteur d'Anatomie et de Médecine opératoire (Concours 1897)

MONTPELLIER

IMPRIMERIE CHARLES BOEHM

DELORD-BOEHM ET MARTIAL, SUCCESSEURS

ÉDITEURS DU NOUVEAU MONTPELLIER MÉDICAL

1899

A Monsieur le Docteur COMBALAT

PROFESSEUR DE CLINIQUE CHIRURGICALE A L'ÉCOLE DE MÉDECINE DE MARSEILLE

OFFICIER DE LA LÉGION D'HONNEUR

> ..... *Nous ne pourrons jamais nous acquitter de la dette de reconnaissance contractée envers vous.....*

A Monsieur le Docteur QUEYREL

PROFESSEUR DE CLINIQUE OBSTÉTRICALE ET GYNÉCOLOGIQUE A L'ÉCOLE DE MÉDECINE DE MARSEILLE,

OFFICIER DE LA LÉGION D'HONNEUR

> ..... *Au Maître érudit qui nous honora de sa confiance en nous associant à ses recherches scientifiques... Nous serons toujours dévoué.*

ACQUAVIVA.

A NOTRE PRÉSIDENT DE THÈSE

Monsieur le Docteur TÉDENAT

PROFESSEUR DE CLINIQUE CHIRURGICALE A L'UNIVERSITÉ DE MONTPELLIER

Acquaviva.

Arrivé au terme de nos études médicales, notre premier mot sera l'expression de notre reconnaissance adressée à nos maîtres des Hôpitaux et de l'Ecole de Médecine de Marseille.

C'est à M. le Dr Livon, directeur de l'Ecole de médecine, professeur de physiologie, et à M. le professeur Alezais, suppléant de la chaire d'anatomie, dont nous avons été le préparateur et l'élève, que nous devons toutes nos connaissances dans ces deux branches de la médecine si nécessaires aux praticiens.

C'est dans le laboratoire de M. le professeur Nepveu, si gracieusement mis à notre disposition, que nous avons pu, avec l'aide de son chef des travaux, M. Hagenmuller, nous rendre compte de l'utilité de l'anatomie pathologique.

M. le Dr Roux, de Brignoles, chirurgien des hôpitaux, suppléant de la chaire de Clinique chirurgicale, a su nous faire aimer l'art de la médecine opératoire, qu'il possède à un si haut degré.

Que ces maîtres de l'école reçoivent ici l'hommage de notre profonde estime.

Dans les hôpitaux, MM. les docteurs Fallot, d'Astros, Boinet, Villeneuve, Poucel, François Arnaud, Joseph Arnaud, Michel, Pluyette, Delauglade, Robert, Louge, dont nous avons été l'interne et l'externe, ont droit à notre gratitude.

Nous ne pouvons oublier que c'est dans le service de M. le Dr Coste que nous avons préparé notre internat.

A cette occasion, MM. les Drs Schnell et Cassoule, médecins des hôpitaux, et notre ami, M. le Dr Lartail, chirurgien des hôpitaux, ont été pour nous des conseillers érudits et bienveillants.

Qu'ils veuillent bien recevoir l'expression de notre vive reconnaissance.

Que M. le Dr Benet, accoucheur des hôpitaux, veuille bien être assuré de toute notre sympathie pour l'intérêt qu'il n'a cessé de nous prodiguer pendant qu'il suppléa M. le professeur Combalat.

M. le Dr Brun, chirurgien des hôpitaux, a été pour nous un guide éclairé et un ami sincère. Il sait bien qu'il peut compter sur toute notre amitié !

Nous n'osons remercier individuellement nos amis d'internat et d'externat.

Ils nous connaissent assez pour être certains qu'ils peuvent compter sur nous comme nous comptons sur eux.

Qu'il nous soit permis cependant de faire une exception en faveur de notre excellent ami, le Dr Aslanian, de Salonique, ancien interne de nos hôpitaux, qui, pendant notre externat, n'hésita pas à sacrifier de longues heures de son temps si précieux pour nous initier à la pratique chirurgicale.

Puissent ces quelques mots parvenir jusqu'à lui ; il saurait ainsi que son nom est resté et restera dans la mémoire de ses collègues comme l'emblème de l'honnêteté, du bon cœur et de la science.

Que M. le professeur Tédenat, qui a bien voulu accepter la présidence de notre thèse, et qui a mis d'une façon si aimable deux observations à notre disposition, nous permette de lui adresser tous nos plus sincères remerciements.

AVANT-PROPOS

Pendant notre passage en qualité d'interne à la Clinique d'obstétrique et de gynécologie de Marseille, nous eûmes l'occasion de recevoir dans le service de notre maître, M. le professeur Queyrel, une jeune femme venue de la ville et qui était porteuse d'une inversion utérine post-partum de date très récente.

Déjà, au début de nos études, en 1893, alors que nous étions externe stagiaire, nous avions été appelé à constater un autre cas analogue; celui-là, il est vrai, un peu plus avancé vers la chronicité, dans le service de notre estimé maître, M. le professeur Combalat.

Ces deux exemples, dont l'un avait inauguré et l'autre avait clos l'ère de nos études médicales, furent profondément gravés dans notre esprit; aussi, à la suite d'entretiens avec nos deux maîtres et sur leurs conseils, nous nous décidâmes à aborder, comme sujet de notre thèse inaugurale, le traitement chirurgical de l'inversion utérine.

Nous nous estimerions bien heureux si, par nos efforts, nous étions arrivés, sinon à satisfaire, du moins à intéresser les deux initiateurs de ce travail, dont la valeur scientifique est si avantageusement connue.

CONTRIBUTION A L'ÉTUDE

DES

VARIÉTÉS DE L'INVERSION UTÉRINE

LEUR TRAITEMENT CHIRURGICAL

ET EN PARTICULIER DE L'HYSTÉRECTOMIE VAGINALE

INTRODUCTION

M. le professeur Pozzi, dans son traité de gynécologie, termine ainsi le chapitre qu'il consacre au traitement de l'inversion :

« La technique de l'hystérectomie vaginale totale est actuellement si bien fixée, les résultats qu'elle donne sont si satisfaisants qu'il est préférable d'y avoir recours plutôt qu'à l'amputation de la partie inversée si l'impossibilité d'une réduction est démontrée ».

Ayant assisté, plusieurs fois, nos maîtres de l'Ecole et des Hôpitaux pour cette opération, nous avons été frappé de la facilité, de la brièveté et surtout de la bénignité de l'Hystérectomie vaginale.

Aujourd'hui, grâce à la technique et à l'instrumentation données par Doyen, cette intervention a été mise à la portée de tous les chirurgiens ; aussi nous ne pouvons pas comprendre qu'il s'en trouve encore parmi ceux-ci et non des moins célèbres qui font de partis pris l'Hystérotomie, opération qui n'a aucun avantage sur l'Hystérectomie vaginale, si ce n'est celui d'exercer une mutilation sur un organe aussi délicat que l'utérus.

De quelle illusion se bercent-ils ceux qui, en conservant ce moignon capable de devenir la source de tant de maux, croient respecter l'intégrité physiogique de l'utérus?

Ce débri mutilé peut-il être de quelque utilité pour l'avenir de la femme?

Notre réponse sera négative.

Nous croyons qu'il y a un réel danger à conserver ce morceau de muscle qui peut entrer en scène, du jour au lendemain, sous l'aspect d'une greffe épithéliomateuse ayant poussé sur cet organe amputé.

Nous émettons là une idée absolument gratuite, car nos recherches, bien bornées il est vrai, ne nous ont pas permis de trouver des exemples qui viendraient confirmer ce que nous avançons.

Cependant, quand nous songeons que l'utérus est un des organes les plus exposés aux atteintes du cancer, nous préférons, quand la malade ne doit en tirer aucun bénéfice, enlever en totalité un organe qui pourrait, dans la suite, nous donner lieu à des complications mortelles.

Nous ne voulons pas rentrer ici dans de plus amples détails sur la valeur comparée de l'hystérotomie et de l'hystérectomie, cette question sera traitée dans le chapitre du parallèle entre ces deux opérations.

Qu'il nous suffise de dire, en terminant cette introduction, que nos idées rentrent absolument dans le tableau esquissé par le professeur Pozzi, et qu'au mot : il est préférable de « ... » nous substituons celui de : « on doit » faire l'hystérectomie vaginale.

DÉFINITION

L'inversion, le retournement, le renversement de l'utérus, telles sont les principales dénominations que l'on donne à cet état particulier de la matrice où l'on voit le fond de celle-ci se déprimer en cul de bouteille pour affleurer, dépasser d'une façon partielle ou totale l'anneau formé par le col utérin.

Tous les rapports sont changés ! Ce qui était interne (cavité utérine) devient externe et vice versa. Le fond de l'utérus qui planait, haut situé, dans la cavité abdominale descend parfois jusqu'à pendre entre les cuisses de la femme pendant que le col utérin, préalablement élargi, procède à son ascension.

La nouvelle cavité utérine n'est plus accessible que par la voie abdominale.

C'est dans cet infundibulum tapissé par le péritoine que peuvent venir se loger trompes, ligaments ronds et larges, ovaires, intestins et vessie.

L'expression de retournement de l'utérus en doigt de gant rend bien compte de la nouvelle topographie de l'utérus.

Actuellement, la dénomination « d'inversion utérine » paraît se généraliser, c'est à cette expression que nous donnerons la préférence dans le courant de ce travail.

Pour bien faire comprendre la technique opératoire, pour que l'on puisse bien suivre les discussions des indications et des contre-indications opératoires dans l'inversion utérine, nous distinguons, à l'exemple de Courty, deux degrés de l'inversion utérine. Nous allons ainsi à l'encontre de Leroux, de Dijon, qui, dès 1876, distinguait trois degrés dans l'affection qui nous occupe.

En effet, rarement le chirurgien aura à intervenir dans le premier stade de Leroux, stade qui se caractérise par la dépression du fond de la matrice reproduisant la forme d'une cupule. « L'utérus en cupule » sera plutôt du ressort de l'accoucheur que du chirurgien. A ce dernier, seul, appartiendront les deux degrés suivants, que nous dénommons l'*utérus étranglé* et l'*utérus totalement inversé*.

Bien entendu, quand leur irréductibilité aura été constatée par l'insuccès de tous les moyens autres que la méthode sanglante.

A quoi correspond notre « utérus étranglé » ? A l'inversion incomplète.

Le fond de l'utérus, profondément déprimé, abaissé, s'engage à travers le col utérin qu'il dépasse plus ou moins comme une hernie s'engage à travers l'anneau qui l'enserre. Le col utérin joue ici le rôle d'agent constricteur, et la partie herniée étranglée est représentée par le fond de la masse utérine.

A quoi répond notre « utérus totalement inversé » ?

A l'inversion utérine complète. L'utérus est complètement retourné sur lui-même comme un doigt de gant ; le col n'existe plus alors qu'à l'état de vestige, la matrice entière occupe le vagin et, parfois même, pend complètement à la vulve ; dans ce cas, le vagin lui-même suit le mouvement d'inversion.

CAUSES ET MARCHE

DE L'INVERSION UTÉRINE

Il est nécessaire au chirurgien qui aura à intervenir pour une inversion utérine de connaître les causes et la marche habituelle de cette affection.

La conduite différera selon qu'il se trouvera en présence d'une inversion consécutive à un accouchement, à un fibrome ou à une cause toute autre.

Traitera-t-il de la même façon une inversion récente et une inversion ancienne ? Une inversion chez une femme jeune et chez une femme qui est arrivée au terme de sa vie menstruelle ? Certes non.

Aussi, est-ce bien pour répondre à ces questions que nous sommes obligés de grouper en trois catégories les cas d'inversion utérine :

1re *Catégorie.* — Inversion consécutive à un accouchement.

2e *Catégorie.* — Inversion consécutive à un polype.

3e *Catégorie.* — Inversion se produisant en dehors de ces deux causes.

Hâtons-nous de dire, pour expliquer ces derniers cas, que tout ce qui amène une distension de l'utérus est capable d'en produire l'inversion.

Cette notion primordiale nous aidera à comprendre comment la matrice est arrivée à s'inverser à la suite d'une imperforation de la membrane hymen. En effet, le sang des menstrues qui ne peut plus s'écouler au dehors, dilate l'utérus en donnant lieu à de l'hématométrie.

Un kyste hydatique développé dans le corps de l'utérus a donné lieu à une inversion.

INVERSION PUERPÉRALE.

La puerpéralité est le principal agent de l'inversion utérine.

D'après la statistique de Crosse, qui porte sur quatre cents cas, cet auteur accuse trois cent cinquante cas d'inversion post-partum.

Sur cent cas recueillis par Denucé, quatre-vingt-huit ont succédé à des accouchements, onze à des polypes et un à des productions cancéreuses.

L'inversion puerpérale coïncide avec la vie menstruelle de la femme dans les limites extrêmes de quinze à cinquante ans.

Il n'en est pas de même pour l'infection polypeuse, qui se produit, en général, après la ménopause, de quarante-cinq à cinquante ans.

Quelles sont les modifications apportées par le temps à la forme des inversions puerpérales?

Après avoir été énormément distendues pendant la grossesse, les fibres de l'utérus tendent, après l'accouchement, à reprendre leurs dimensions primitives.

L'utérus passe donc par la période de régression, mais ici, par suite d'un changement de position de la masse utérine, ce travail de « retard régressif » est plus lent que dans un accouchement dont les suites ont été normales.

Un mois et demi, deux mois, parfois même plus, sont nécessaires pour que la matrice arrive à cette période d'« involution » sur laquelle ont tant insisté les auteurs anglais.

Quand la matrice a atteint cette « phase d'état », c'est-à-dire quand elle est arrivée au dernier degré du « decrescendo », aucun changement ne se produit plus :

. « L'inversion, dit Barnes, cesse d'être aiguë quand l'utérus est involué. — Dès ce moment elle est chronique. — Cette démarcation est fondée sur ce fait important que, tant que l'involution n'est pas complète, les fibres musculaires ont encore quelque activité. L'organe est gros, le col peu rigide, les tissus assez souples, la réduction est comparativement aisée ».

A côté de ces modifications interstitielles, nous assistons à d'autres changements que l'on pourrait qualifier de circonvoisins.

En même temps que la regression des fibres musculaires, il se produit un rétrécissement de cette vaste cavité, de cet infundibulum situé entre le rectum et la vessie, qui donne souvent asile aux différents organes du voisinage, vessie, rectum, intestins gros et grêle ; ligaments ronds, ovaires et trompes.

Cette cavité qui, au début, permettait l'introduction d'un doigt ou deux, voit son conduit se rétrécir à tel point, que le passage d'une plume d'oie n'est plus possible.

Le spasme du col utérin joue un grand rôle quelquefois, un rôle tout à fait chirurgical ; à la manière d'un lien constricteur, il enserre tellement la partie herniée de l'utérus, que, le segment étranglé n'étant plus nourri par ses vaisseaux, se sphacèle et s'élimine comme le prouvent les observations de Gérard de Beauvais.

INVERSION POLYPEUSE.

L'inversion utérine peut compliquer les fibromes utérins qui s'insèrent au fond de la matrice.

Cette tumeur, qui est tout d'abord située à proximité de la surface muqueuse de l'utérus, tend à faire saillie dans la cavité interne, qu'elle distend au fur et à mesure de son développement.

La zone utérine qui sert de surface d'implantation au fibro-myome, s'hypertrophie tout en se ramollissant, et l'expression de « grossesse fibreuse » de Guyon paraît bien justifiée. Le polype, en augmentant de volume, excite les contractions de l'utérus ; le début du travail est déclaré. Le col se dilate pour permettre la sortie du corps fibreux. La descente de ce corps étranger se fait peu à peu ; il est accompagné par la portion utérine où il était fixé. Rokytansky qualifie ce phénomène de « projection utérine ».

Le doigt qui touche le fond du vagin dans le cas où cela est possible, n'y trouve ni col, ni gouttière vaginale. Le fond du vagin est renversé et se continue directement avec la tumeur. L'inversion est alors totale.

Si, au contraire, le doigt rencontre un bourrelet circulaire autour du pédicule de la tumeur, c'est que le col n'est pas inversé.

L'hystéromètre se promène dans le sillon, mais s'arrête vite dans le sens antéro-postérieur.

L'inversion est incomplète.

Dans les deux cas, le palper hypogastrique montre l'absence du globe utérin en arrière du pubis, ou bien, si l'inversion est partielle, on sent comme un enfoncement, un entonnoir, au niveau du fond de l'utérus. Cette sensation est, il est vrai, bien difficile à obtenir. On doit encore rechercher l'utérus par le toucher rectal combiné au cathétérisme de la vessie. A l'état normal, l'utérus s'interpose entre la vessie et le rectum, c'est-à-dire entre le doigt et la sonde. S'il y a inversion et que l'utérus pende à la vulve, doigt et sonde se rencontrent.

Ce signe a donc une réelle valeur ; mais l'utérus peut être inversé sans être abaissé, et, dans ce cas, l'erreur serait inévitable. Si l'on attachait plus d'importance à un seul signe qu'à l'association de plusieurs.

Les difficultés sont beaucoup plus sérieuses lorsque le polype et l'utérus, au lieu de descendre à la vulve et de sortir du vagin restent au fond de ce dernier.

Ni le toucher, ni l'hystérométrie ne sont réalisables ; et si la palpation abdominale à cause de sa résistance musculaire ou pour tout autre cause ne donne rien de net, le diagnostic de l'inversion reste en suspens. Le mieux alors est de se comporter comme s'il y avait inversion.

En cas d'inversion polypeuse, celle-ci peut être complète ou incomplète. Cette dernière est la plus fréquente. Très souvent, les annexes sont malades, comme nous le démontrent les deux observations de M. le professeur Tédenat, données plus loin. Les trompes, les ovaires, les ligaments larges, peuvent être gonflés par des collections purulentes.

Nous empruntons au récent *Traité de gynécologie* de Labadie Lagrave et Legueu, les détails suivants :

L'inversion accompagne quelquefois le fibrome, elle le suit dans sa descente vaginale, et cette complication il faut la reconnaître.

Voici comment se présente la tumeur. Elle est bilobée, en forme de gourde de pèlerin. Le lobe inférieur est le fibrome ; le supérieur est constitué par l'utérus. Entre les deux, se voit un sillon.

Le fibrome se reconnaît à sa couleur blanchâtre, à l'irrégularité, à l'asymétrie, aux bosselures de sa surface, dont la consistance est dure et ferme. Tout autre est l'utérus, sa couleur est rouge, son aspect régulier, sa surface finement tomenteuse, il est souple, dépressible. On l'a dit sensible, d'une sensibilité spéciale et caractéristique ; cependant Polaillon, une fois, le sectionna sans que la malade, qui n'était pas endormie, accusât aucune douleur de ce genre.

L'union du fibrome et de l'utérus est parfois si intime que la séparation devient impossible et que, bien souvent, en croyant amputer le fibrome seul on a enlevé une rondelle d'utérus.

Cette séparation devient tout à fait impossible lorsqu'on se trouve en présence d'un utérus fibromateux, d'un utérus farci de noyaux *fibromateux* qui, par leur développement, causent l'inversion.

INVERSION COMPLIQUÉE DE PROLAPSUS.

Le plus souvent, le chirurgien sera appelé à distinguer le prolapsus utérin d'avec l'inversion utérine. On verra rarement ces deux affections coexister chez la même malade. C'est l'inversion utérine qui est l'affection primitive, le prolapsus utérin est un épiphénomène.

Cette affection est assez rare. C'est surtout dans les inversions chroniques et principalement dans les inversions polypeuses qu'on constate cette complication. Dans ces cas, l'appareil suspenseur de la matrice a faibli ; le périnée est mou, peu résistant, incapable de supporter le poids de la matrice, qui tend à sortir de sa loge naturelle.

INVERSION UTÉRINE A RÉPÉTITION.

Certains auteurs ont signalé des cas de récidive d'inversion utérine post partum.

Deux observations, que nous empruntons à l'ouvrage de Denucé, nous serviront à faire connaître cette affection.

Observation 69 (Leblanc d'Orléans).

« La matrice, renversée au moment de l'extraction de l'arrière-faix, avait été réduite aussitôt avec facilité : mais, dix jours après les couches, elle se renversa de nouveau. Cet accident s'annonça par une douleur de coliques assez vive et une perte de sang abondante. On n'en obtint la réduction cette fois qu'avec beaucoup de peine. »

Belin, de Colmar, rapporte une observation analogue.

Tout utérus déjà inversé a de la tendance à se retourner de nouveau à la moindre occasion, c'est là une question d'habitude.

DES DIFFÉRENTS TRAITEMENTS CHIRURGICAUX

DANS L'INVERSION UTÉRINE IRRÉDUCTIBLE

Quelques auteurs prétendent qu'il n'existe pas d'inversions utérines irréductibles, et ont recours aux différentes méthodes de réduction (manuelles ou instrumentales) jusqu'à ce qu'ils arrivent à leur but. Hoffmeier est de ce nombre.

Cependant, en parcourant les diverses observations d'inversions utérines, on constate que, dans le tiers des cas, la réduction n'est pas possible. Nous devons ajouter que tout danger n'est pas fini alors même que l'utérus a réintégré sa place habituelle. Dans bon nombre de ces cas, on a à déplorer des complications mortelles pour lesquelles la péritonite est largement représentée.

Les résultats, comme nous le voyons, ne sont guère favorables à cette «réduction à outrance».

Certes l'utérus est très utile à la femme. Ne savons-nous pas, en effet, dès la plus haute antiquité, que « la femme est une matrice ».

La perte de cet organe amène des troubles sérieux. C'est pourquoi certains auteurs opposent le *veto* le plus absolu à toute mutilation de l'utérus.

Ces opinions sont exagérées.

Une gangrène grave atteint un membre quelconque. Tout espoir de conservation est vain. L'amputation seule peut tirer d'affaire la personne atteinte de ce mal. Le chirurgien pourra-t-il invoquer l'utilité de ce membre bien avarié pour ne pas pratiquer une opération sans laquelle l'issue serait fatale. Nous jugeons inutile de répondre à cette question. Aussi, après avoir essayé de toutes ces méthodes d'une façon prudente pendant quinze à vingt-cinq jours, devra-t-on se décider à l'ablation de l'utérus si les premières méthodes ont été mises en échec.

« Le tout doit primer la partie », quelle que soit l'utilité de cette dernière.

Les procédés chirurgicaux qui sont employés dans l'inversion utérine irréductible peuvent se diviser en deux grandes classes :

I. Procédés d'ablation de l'utérus ;

II. Procédés de conservation de cet organe.

I. — Procédés d'ablation de l'utérus.

Parmi les méthodes d'ablation de l'utérus, *la méthode d'excision* a été la première employée.

En effet, il vient à l'idée de tout le monde que, lorsqu'un organe dépasse et ne peut plus être réintégré à sa place ordinaire, il doit être excisé. Aussi rien de plus naturel que de voir des sages-femmes ignorantes et des rabouteux inconscients amputer parfois avec succès ce « morceau de chair » qui dépasse. La liste est longue des cas traités de cette façon.

C'est là l'opération de l'excision simple sans ligatures préventives ni sutures secondaires.

Avec Langenbeck, nous assistons à un succès pour un cas de prolapsus utérin. Ce chirurgien essaye d'enlever l'utérus par décollement de la séreuse : c'est une hystérectomie sous-périto-néale. A cette époque déjà, on attribuait les insuccès opératoires à l'entrée de l'air dans le ventre.

Higgins et Velpeau font faire un grand pas à cette méthode.

Tous deux exécutent presque en même temps la même opération, de l'amputation de la matrice avec ligature d'attente au-dessus du col utérin pendant deux ou trois jours. Ils suturent les lèvres de la plaie et ferment le ventre. C'est se mettre à l'abri de l'hémorragie et de l'infection.

Bradley opère un cas d'inversion polypeuse avec prolapsus utérin par incision vaginale, ligature des artères utérines et extirpation complète de l'utérus.

Denucé donne la préférence au procédé de Velpeau et d'Higgins et rejette l'opération de Bradley, sous prétexte qu'il ne ferme pas le ventre. Est-ce que dans l'hystérectomie vaginale, dont Bradley s'est rapproché, on suture toujours les lèvres de la plaie ? Il est vrai qu'en 1882, époque à laquelle écrit Denucé, la pratique de l'hystérectomie vaginale n'était pas encore vulgarisée.

Les résultats de l'excision ne sont guère encourageants. Sur 19 cas on compte 13 cas de guérison pour 6 cas de mort. Soit une mortalité de 38 %.

Cette méthode, qui avait été délaissée, vient d'être mise en honneur en Italie et en Russie.

« Decio-Carlo (*Annali di obstetrica e gynecologia*, janvier 1892) fait l'opération suivante :

1° Sur l'utérus inversé, on doit mettre un lien provisoire pour l'hémostase. Ce lien sera placé le plus haut possible ;

2° On devra inciser avec précaution les parois utérines sur la face antérieure et la région médiane jusqu'à ce qu'on ouvre la cavité utérine. On achève la section avec un bistouri boutonné ;

3° On explorera ensuite la cavité avec l'index, et, si on y trouvait une anse intestinale, il faudrait la réduire doucement après avoir relâché le lien élastique ; si l'anse présentait des adhérences il faudrait les détacher ;

4° Cela fait, et après avoir serré de nouveau le lien, on peut procéder tout de suite à la suture, dans la crainte qu'après le moignon ne vienne à échapper à la ligature.

On excisera la partie qui est au-dessous de la suture avec le bistouri ou les ciseaux. On liera les fils qui traversent toute l'épaisseur du moignon.

5° Il faudra ne retirer le lien que très doucement, afin de pouvoir arrêter aussitôt l'hémorragie, et ensuite laisser aller le moignon. On bourrera le vagin avec la gaze iodoformée et on attendra le moment favorable pour enlever les fils.

En Russie, M. Kaeliauz (*Vratch*, 1892) emploie la même méthode. Guérison au bout de vingt-cinq jours.

Méthode de l'écrasement — La découverte des écraseurs de Chassaignac et de Maisonneuve, qui permettaient d'opérer sans que l'on eût à se préoccuper de ces hémorragies graves qui emportaient la plus grande partie des malades opérées par l'excision simple, devait tenter des chirurgiens tels qu'Aran, en France, Marion Sims et Mac Clintock, à l'étranger. Seulement, si l'on opérait à l'abri de l'hémorragie, la section du pédicule était trop précipitée, et le canal vagino-péritonéal, restant ouvert, permettait l'entrée à tous les microbes qui allaient semer l'infection dans le péritoine de l'opérée.

Aussi, malgré la supériorité de cette méthode sur la précédente, nous trouvons encore une mortalité de 21 %.

Méthode de la cautérisation. — Valette, de Lyon, est le premier à employer les cautères dans le traitement de l'inversion utérine. Avec une pince spéciale, dont les mors sont cannelés, pour recevoir dans leur rainure de la pâte de Canquoin. Seulement, dans une de ses opérations, Valette a le soin d'enserrer l'utérus avec un fil métallique. Courty, de Montpellier, emploie un fil de fer galvanisé.

Spencer Wels combine la ligature élastique et l'anse galvanocaustique. Les résultats ne sont guère encourageants, on a à déplorer une mortalité de 63 %. Cette méthode est à rejeter d'une façon absolue.

Méthode de la ligature. — Vieussens et Dumas, de Montpellier, sont les premiers chirurgiens français qui, au xiiiᵉ siècle, pratiquèrent la ligature pour l'inversion polypeuse.

Gaulard, Laumonier, de Rouen; Desault et Baudelocque; Asselin, d'Amiens, et Faivre, de Vesoul, les suivirent dans cette voie pour les cas d'inversion utérine *post partum*. L'application de cette méthode, qui n'avait porté que sur les inversions utérines récentes, fut étendue par Dumbarton, Bouchet et Collomb, de Lyon, Clack et Newnham, aux inversions anciennes. Avec la ligature, on tend à combattre l'hémorragie et l'infection.

Dans cette méthode on doit distinguer entre la ligature qui se fait d'un seul coup, en une seule séance, dont la pression ne se continue pas au delà d'un temps très limité, dans laquelle enfin le lien constricteur se relâche, c'est la ligature à « pression décroissante », et la ligature où l'action du lien constricteur est continue, soutenue, c'est la ligature à « pression croissante ».

L'action de la ligature peut se produire :

1° En une seule fois. — La pression ne varie pas.

2° Par pression progressive, la constriction se faisant en plusieurs fois à l'aide de serre-nœuds par exemple.

3° La pression est continue, uniforme, c'est le procédé de la ligature élastique qui a atteint la perfection avec le dispositif de Périer.

La mortalité de la ligature élastique est de 7, 8 %.

Il faut dire cependant que tous les cas qui ont été traités par la méthode de Périer ont été couronnés de succès.

Hystérectomie vaginale. — La méthode d'ablation par excellence est pour nous l'hytérectomie vaginale, nous tâcherons de le prouver dans un chapitre suivant.

II. — Procédés de conservation de l'utérus.

Quoi de plus naturel, qu'en présence d'une inversion irréductible, par le taxis manuel et instrumental, des chirurgiens aient assimilé cet accident à une hernie étranglée et se soient préoccupés de libérer l'organe hernié en sectionnant l'agent constricteur représenté par le col.

La conservation d'un organe aussi important qu'est l'utérus pour la femme, au point de vue physiologique et au point de vue de la reproduction, devait tenter des chirurgiens tels que Millot, Grillo, Barnes et, dans une époque plus récente, Otto Küstner, Doyen et Duret.

Quand on a devant soi une femme jeune encore, dans toute la force de sa vie de procréation, on se décide à contre-cœur à sacrifier un organe dont les fonctions pourraient encore recommencer si on réussissait à lui faire réintégrer son domicile primitif.

Le succès a pleinement couronné les tentatives des chirurgiens.

Nous devons nous en féliciter et pour la science et pour l'humanité.

Procédé de Barnes. — En se rapportant à une figure de l'ouvrage de Denucé, pag. 334, on voit que Barnes pratique des incisions latérales se regardant par leur convexité au niveau du bourrelet formé par le col utérin. Mais n'est-ce pas là le passage des vaisseaux, des trompes, des ligaments ronds et larges ?

Leur proximité est dangereuse, et c'est pour n'avoir pas tenu compte de ces détails anatomiques, que Gaillard Thomas, dans sa première opération, eut une hémorragie sérieuse qui faillit emporter la malade.

Ce procédé est aveugle, dangereux, insuffisant. Il doit être mis de côté.

Avec Gaillard Thomas, la méthode conservatrice fait un grand pas. Ce chirurgien, avec une hardiesse téméraire avant la période antiseptique, tente dans le domaine de la gynécologie opératoire une « grande intervention ».

Procédé de Gaillard Thomas (1869). — Le chirurgien fait une incision sur la ligne blanche, au niveau de la région hypogastrique. Il ne pénètre dans le péritoine qu'après avoir étanché complètement le sang. L'index est conduit dans la cavité utérine. Ce doigt sert de conducteur à une pince dilatatrice, qui, lorsqu'elle est ouverte, a le double avantage de fixer et d'élargir le col, et de rendre aussi le taxis possible et efficace.

OBSERVATION I, de Gaillard Thomas (*Résumée*).

Inversion chronique ; insuccès dans diverses tentatives de réduction accompagnées d'incisions du col qui amènent une hémorragie grave, qu'on arrête avec peine. L'opération est décidée.

Un aide refoule l'utérus de bas en haut avec une main introduite dans le vagin. Incision de la ligne blanche au-dessous de l'ombilic. Introduction du doigt dans l'infundibulum et refoulement de l'utérus par la main gauche introduite dans le vagin. Agrandissement de la cavité par une pince dilatatrice. Réduction de l'inversion — le cul-de-sac antérieur avait été perforé. — Réapparition de l'hémorragie du début. Malgré tout, la femme guérit.

Dans la IIᵉ observation, l'opération faite pour un cas d'inversion chronique amène la réduction sans difficultés, mais la malade meurt de péritonite.

Denucé critique ce procédé, qu'il condamne d'une façon absolue. Bouilly, au contraire, le défend et croit qu'il peut rendre de grands services. Avec le secours de l'antisepsie, ce procédé peut avoir des indications.

« En 1885, le D' Malius (observation dans le *Lancet méd*).
octobre), fit une laparotomie pour une inversion chronique,
devant un échec il fit la ligature élastique.

En 1886, le D' Schmalfun (*Soc. méd. de Hambourg*) fit avec
succès la même opération pour une inversion datant de dix jours.
La paroi utérine étant trop faible et prête à se gangréner, il
n'osait employer les méthodes ordinaires de réduction, de crainte
d'amener une rupture utérine.

En 1889, le D' Mundé (*New York medical Journal*, 25 octobre),
fit une intervention sans succès.

En 1891, le cas de Baldy reste réfractaire à cette méthode.

Brasseur, dans sa thèse, parle en ces termes des difficultés
que l'on éprouve dans la réduction.

« En faisant un essai manuel de réduction, je l'ai vu produire
une péritonite, une laparotomie consécutive l'a démontré, cette
période avait amené l'adhérence de tout ce qui se trouvait dans le
bassin, trompes, ovaires, intestins, épiploons. Encore, l'inversion
était-elle restée irréductible. Quand l'abdomen fut ouvert, qu'on
eut passé un fil solide à travers le fond de l'utérus dans le vagin
et qu'on eut attaché un bouton à l'extrémité vaginale du fil, j'ai
vu faire d'inutiles efforts avec une main dans le vagin pour obtenir la réduction, et cependant pour venir en aide aux tractions
on essayait d'agrandir le col par la partie supérieure à l'aide de
la dilatation. J'ai vu même un bouton traverser l'utérus pendant
les tractions faites sur le fil, et la malade mourut, bien qu'on eût
enlevé le col de l'utérus avec tout ce qu'il contenait.

Ces nombreuses tentatives faites avant l'amputation avaient
achevé la malade déjà épuisée ».

Opération de Duret. — Des causes d'irréductibilité dans l'inversion utérine et de leur traitement. Nouveau procédé opératoire.
(*Journal des Sciences médicales de Lille*. Juillet 1898).

Les faits d'inversion utérine sont relativement rares ; à l'occa-

sion d'une malade atteinte depuis six mois d'une inversion consécutive à un accouchement, M. Duret rappelle les causes principales qui rendent certaines inversions irréductibles : contraction
utérine, spasme du col, turgescence utérine, transformation
fibreuse de l'utérus, transformation de l'infundibulum péritonéal.

Quelle que soit la cause, en présence d'une inversion utérine
irréductible, il faut intervenir.

Nombreux ont été les procédés employés et, malgré leur nombre, toutes les fois que la réduction ne peut être obtenue, on a
recours à l'ablation de l'utérus.

M. Duret, dans ce cas, propose, au lieu de l'ablation de
l'utérus, l'opération suivante, qu'il a employée chez sa malade.

La malade est préparée comme pour l'hystérectomie vaginale.

1er *temps* : Le fond de l'utérus, saisi avec une pince de Museux,
est attiré au dehors et inversé complètement avec le col, recon-
naissable au rameau de l'arbre de vie; puis, le cul-de-sac postérieur est incisé transversalement sur une étendue de trois
centimètres.

2e *temps*: Incision verticale médiane postérieure de tout
l'utérus ; du fond à la lèvre antérieure de l'incision vaginale.

3e *temps* : Réduction de l'inversion utérine faite grâce à la
libération obtenue par la section. La muqueuse qui était à l'exté-
rieur se trouve rentrée dans l'intérieur de la cavité utérine. La
ligne de section, auparavant postérieure, devient antérieure,
grâce à l'incision du cul-de-sac.

4e *temps*: Reconstitution du corps utérin jusqu'à l'isthme par
deux plans de suture au catgut.

5e *temps*: L'utérus est alors réintégré par la boutonnière du
cul-de-sac dans l'excavation.

Mais, ici, il est nécessaire d'agrandir la boutonnière vaginale du
cul-de-sac postérieur, par une incision médiane secondaire, partant de la lèvre postérieure de l'incision primitive.

6 *temps* : L'opération est terminée par la reconstitution du col resté ouvert ; on fait la section de l'isthme au col, par deux plans de sutures au catgut.

Procédé d'Otto Küstner. — (*Centralblatt für gynœkol*, 14 octobre 1894).

Küstner a pratiqué l'opération suivante sur une malade atteinte d'inversion utérine chronique à la suite d'un accouchement après insuccès de toutes les méthodes de réduction.

1° Incision large du cul-de-sac postérieur ;

2° Introduction de deux doigts à travers cette boutonnière ; exploration de l'anneau d'étranglement et décollement des adhé-rences péritonéales ;

3° Incision médiane et longitudinale de la face postérieure de l'utérus ;

4° Réduction de l'utérus inversé ; l'index fixe le col par le cul-de-sac postérieur, et le pouce de la même main repousse le fond de la matrice ;

5° Suture de la paroi utérine à la surface péritonéale par des fils superficiels et profonds ;

6° Suture de l'incision postérieure.

Ce procédé, très rationnel, reçoit l'approbation de Legueu, qui, dans le *Bulletin de la Société anatomique*, 8 juin 1894, s'exprime en ces termes :

« Ce procédé, dont je n'avais pas connaissance au moment où j'ai pratiqué cette opération (hystérectomie vaginale totale), me semble très rationnel, et, si j'avais à traiter une inversion à nou-veau, je n'hésiterais pas à y avoir recours et à pratiquer cette opération exploratrice à la fois libératrice qui n'engage à rien si elle ne réussit pas et n'empêche pas de terminer par une hysté-rectomie vaginale.

L'incision du cul-de-sac de Douglas met à découvert l'agent

de l'étranglement que le bistouri ou les ciseaux pourraient tran-
cher à ciel ouvert. En se tenant sur la ligne médiane, on n'a à
craindre aucune hémorragie, et l'appréhension de Brasseur, à
propos du sang qui pourrait s'écouler de cette incision libératrice, n'est nullement justifiée.

La traction sur l'utérus inversé pourrait, à elle seule, arrêter
l'hémorragie. N'est-ce pas là le fond de la méthode de Doyen
pour l'hystérectomie abdominale totale ?

Quel est le gynécologue qui, dans le courant d'une hystérectomie vaginale, n'a arrêté une hémorragie par la simple traction
de l'utérus !

Opération de Doyen. — « Le col saisi de chaque côté par deux
pinces à griffes et l'hémisection de la muqueuse vaginale du cul-
de-sac antérieur pratiquée, nous décollons la vessie le plus haut
possible, et, l'écarteur introduit dans la plaie, nous sectionnons
jusqu'au niveau du point de réfléchissement de la muqueuse utérine le bourrelet cervical. Les lèvres de la section cervicale
entr'ouvertes, nous saisissons, dans les quatre derniers doigts de
chaque main, les pinces à griffes fixées sur les parties latérales
du col, et nous réduisons avec les pouces le fond de l'organe.

Cette manœuvre se fit sans grand effort, grâce à la libération de l'anneau cervical qui, lors de la réduction, se déchira
autant qu'il le fallut pour que la tumeur le franchît aisément.

La réduction constatée, nous nous assurons que le péritoine
n'est pas ouvert, et nous suturons avec un surjet de catgut la
plaie cervicale jusqu'au niveau de l'insertion du vagin, puis la
plaie vaginale tout entière, y compris la section longitudinale
de la partie saillante du col au crin de Florence.

Les crins furent enlevés au 10ᵉ jour. La guérison était complète.

Ce procédé de réduction opératoire de l'inversion utérine est
d'autant plus intéressant qu'il démontre la valeur, comme
méthode générale, de notre hémisection utérine antérieure.

Il est remarquable de constater que la même manœuvre puisse permettre, en l'appliquant à des cas si différents, soit de réaliser l'ablation de l'organe normal en l'inversant en dehors, soit de le remettre en place par une manœuvre opposée, lorsqu'il s'est accidentellement inversé dans le vagin ».

Doyen fait précéder son opération des réflexions suivantes :

« Extrait de la *Technique chirurgicale* de Doyen, pag. 427. »

L'inversion utérine *post partum* est peu différente de celle qui s'observe à la suite de l'expulsion spontanée ou de l'énucléation opératoire des fibromes utérins.

L'inversion de l'utérus survenant au moment de la délivrance doit être réduite immédiatement. Si cette manœuvre est négligée, l'orifice cervical se resserre à mesure que se produit l'involution de l'organe.

L'utérus, retourné en doigt de gant, demeure procident dans le vagin ou même vient se montrer hors de la vulve et présente l'aspect d'une tumeur piriforme, rouge, mollasse, tomenteuse, aux parties latérales de laquelle on peut découvrir, si l'on y prête attention, deux petits infundibula qui aboutissent aux orifices tubaires.

L'inversion est très ancienne, la muqueuse utérine en contact depuis longtemps avec la muqueuse vaginale présente un aspect différent : elle est devenue plus lisse, ses glandes sont atrophiées.

Quand l'inversion se complique de prolapsus, il se produit souvent à la surface de l'utérus des ulcérations d'étendue et de profondeur variables.

L'anneau cervical étrangle plus ou moins le corps de l'organe et s'en trouve séparé par un sillon plus ou moins profond, suivant que la portion supérieure du col participe plus ou moins à l'inversion.

Rarement, le bourrelet cervical vient à disparaître entièrement.

Les annexes attirées au niveau de l'orifice infundibuliforme qui existe du côté du péritoine, et auquel aboutissent les ligaments ronds, sont plus ou moins tiraillés suivant le degré de l'inversion et la brièveté des pédicules tubo-ovariens.

Le canal séreux qui plonge jusqu'à la partie inférieure de la tumeur vaginale est susceptible de se rétrécir et de s'indurer à la longue.

L'inversion utérine post-partum est, pour cette raison, d'autant mieux réductible que l'opération est tentée d'une manière précoce.

Nous avons eu l'occasion de pratiquer cette opération devant le professeur Pawlick et un certain nombre d'autres collègues; l'inversion datait de plusieurs mois.

L'anneau cervical était ferme et étro.t, et la plupart des assistants pensaient que l'amputation de la partie saillante ou bien l'hystérectomie vaginale seraient seules possibles.

Notre plan était arrêté. Pourquoi ne pas appliquer à ce cas notre procédé de section longitudinale de la paroi antérieure du col utérin et du corps utérin, et réduire l'utérus par une manœuvre inverse de celle qui préside à son extraction par l'hystérectomie.

Cette tentative se trouvait d'autant mieux justifiée que le premier temps de l'opération que nous voulons tenter n'était autre, si la réduction ne pouvait se faire, qu'une préparation à l'hystérectomie vaginale, pour laquelle il suffirait alors d'inciser hémi-circulairement le cul-de-sac vaginal postérieur, d'ouvrir le Douglas et de compléter l'hémisection du corps et du col jusqu'à ouverture du repli péritonéal vésico-utérin.

DE LA VALEUR DE L'HYSTÉRECTOMIE VAGINALE

DANS LE TRAITEMENT DE L'INVERSION UTÉRINE

———— ————

HYSTÉROTOMIE ET HYSTÉRECTOMIE.

Des différentes méthodes d'ablation de l'utérus qui ont été employées jusqu'à présent, les seules qui restent en présence sont, d'un côté, l'hystérotomie par la ligature élastique et de l'autre l'hystérectomie vaginale.

Dans le chapitre consacré au traitement de l'inversion utérine, dans son *Traité de l'hystérotomie et de l'hystérectomie*, Secheyron, après avoir fait remarquer que la chute de l'escharre dans la ligature est longue et peut, lorsque l'antisepsie n'est pas rigoureuse, donner lieu à de l'infection, s'exprime en ces termes : « Malgré toute la bonté du procédé, il y avait lieu de se demander si l'ablation de l'utérus par excision, selon le procédé récemment mis en usage, ne serait pas applicable à l'inversion utérine.

Il est vrai que cette méthode ayant encore « à faire ses preuves » a contre elle, sans aucun doute, un argument très puissant : la mortalité de l'hystérectomie vaginale pour cancer, la gravité de l'incision simple de l'utérus inversé et les succès constants jusqu'à ce jour du procédé de Périer ».

Depuis la publication du travail de Secheyron, la technique de l'hystérectomie vaginale a été perfectionnée par Quénu, Richelot, Segond et surtout par Doyen. Les résultats de cette opération sont mauvais dans le cancer de l'utérus, dit Secheyron.

Mais quoi de plus différent que l'épithélioma utérin et l'inversion ? La preuve que la méthode n'est pas mauvaise est donnée par les succès qui ont accompagné tous les cas qui ont été opérés : quatre cas d'inversion puerpérale et plusieurs d'inversion polypeuse.

Pour nous, l'hystérectomie vaginale est préférable ; c'est une opération qui ne comporte presque aucune contre-indication, aussi nous nous appliquerons à faire ressortir l'incontestable supériorité de la méthode de l'excision sur la méthode de la ligature élastique, l'hystérotomie en un mot, défendue tout récemment par un élève de l'école lyonnaise.

Dans le chapitre qu'il consacre à la valeur comparée entre la ligature élastique et l'hystérectomie vaginale, Taste, thèse de Lyon, janvier 1892, réfute ainsi les reproches faits à cette première méthode :

1° La ligature élastique est douloureuse ? « Nous répondons — écrit Taste — que faire des injections de morphine à la suite de n'importe quelle intervention chirurgicale n'est pas chose si rare. Dans l'hystérectomie vaginale même, il est souvent nécessaire d'y recourir ».

Il faut distinguer, croyons-nous, entre les injections de morphine administrées par certains chirurgiens qui veulent faire profiter leur malade du bien-être que produit un sommeil réparateur à la suite d'une grande intervention et ces administrations de morphine qui, dans la méthode de la ligature élastique, sont dirigées contre les douleurs intolérables, atroces même, dont se plaignent les malades dans l'hystérectomie vaginale ; on pourrait à la rigueur (et beaucoup de chirurgiens le font) se passer de morphine. Pour la ligature, l'emploi des opiacés s'impose. Les observations de Périer sont là pour le prouver d'une façon très nette.

Nous ajouterons même que la morphine devient un moyen indispensable pendant les premiers jours de l'intervention.

2° La méthode de la ligature est aveugle, car la vessie et l'in-

testin pourraient être sectionnés en même temps que l'utérus ?
voici ce que répond Taste :

« Si les adhérences n'existent pas, il y a beaucoup de chances
pour que l'intestin ne soit pas dans la cavité utérine retournée.
C'est que le travail de l'utérus inversé après l'accouchement a
une tendance à repousser dans l'intérieur de la cavité péritonéale
les anses intestinales qui auraient pu accompagner la matrice
dans son retournement. Un fait à signaler, c'est que l'intestin
n'accompagne presque jamais l'utérus. Quand on incise le cul-de-
sac postérieur, on ne voit presque jamais une anse intestinale
venir faire hernie entre les lèvres de la plaie ».

Quoi qu'en dise Taste, l'intestin se trouve immédiatement en
rapport avec le fond de l'utérus qu'il surplombe, et l'issue d'une
anse intestinale à travers la plaie vaginale doit être assez fréquente
pour qu'on ait eu à signaler des cas d'occlusion intestinale, con-
sécutifs, soit à un étranglement, soit à des adhérences au niveau
de la plaie vaginale.

Nous avons vu pratiquer bon nombre d'hystérectomies vaginales, et nos maîtres mettent toujours un soin jaloux à éviter l'intestin dont le voisinage est si dangereux.

Et puis, cette cavité qui se forme subitement, occasionnant un
vide dans l'abdomen, n'appelle-t-elle pas l'intestin pour la combler ? Aussi croyons-nous que très souvent l'infundibulum est
habité par l'intestin.

Pourquoi, alors, ne signale-t-on pas plus souvent des accidents
d'étranglement ? Nous pensons que cela tient à ce que les deux
surfaces, intestin et utérus, recouverts par le péritoine, glissent
facilement l'une sur l'autre quand aucune adhérence ne les soude
ensemble.

Le rôle le plus important est certainement dévolu au travail
d'involution utérine par lequel la cavité utérine se trouve dimi-
nuée jusqu'à atteindre les dimensions d'une plume d'oie, refoulant
ainsi l'intestin qui aurait pu s'introduire dans la nouvelle cavité.

Mais ce travail d'involution demande deux ou trois mois pour se produire, par conséquent le danger de couper l'intestin existe dans les cas où l'on sera obligé d'intervenir avant cette période.

Taste continue ainsi :

« Supposons que l'intestin soit descendu. N'y a-t-il pas un moyen de s'assurer de sa présence dans le sac utérin ? on ne nous fera pas admettre qu'une anse, je ne dis pas étranglée, les signes sont alors évidents, mais soumise à des frottements répétés au-dessous du pédicule, un peu de péritonite ne se produise pas et qu'il n'en résulte un ensemble de phénomènes qui permettront le diagnostic ».

De notre côté, nous ne pouvons pas admettre que l'on puisse arriver à des degrés aussi subtils dans la diagnose, telle que l'affirmation de « frottement de l'intestin au niveau d'une cavité de nouvelle formation ».

A quel moment se produiraient ces accidents? Lorsque l'inversion utérine est récente, n'est-ce pas ! Car dans les cas chroniques la cavité n'existe qu'à l'état de vestige.

C'est pourquoi nous considérons qu'il est au delà de nos moyens que de pouvoir discerner dans les douleurs accusées par la femme, entre ce qui appartient à l'inversion proprement dite (soit par compression des ovaires dans l'infundibulum utérin, soit par compression du plexus sacré par la masse de l'utérus inversé) et ce qui appartiendra à une poussée de péritonite par frottement intestinal. La vessie et le rectum qui se vident mal ne pourraient-ils pas entrer en jeu pour la production de ces phénomènes douloureux ?

Taste poursuit encore :

« L'anse n'est pas adhérente, dira-t-on, elle flotte librement, mais la malaxation du pédicule inversé donnera au chirurgien des signes précieux. Il éveillera, par la palpation, une douleur particulière qui ne trompera pas, ou ce sera une mollesse tout à fait spéciale du pédicule, un bruit de gargouillement pourra être obtenu comme cela s'observe quand on fait entrer une hernie dans la cavité abdominale. Les manœuvres exécutées permettront au praticien une grande assurance ».

Notre manière de voir est tout autre.

Cette anse intestinale qui aurait dépassé l'anneau constricteur du col et se serait engagée dans la cavité utérine ne peut pas se comporter comme dans une hernie vulgaire, la variété inguinale, par exemple ; là, l'intestin ne trouve pas d'obstacle à son extension, à son gonflement si je puis parler ainsi ; tandis que dans l'inversion utérine l'anse intestinale trouve devant elle un sac formé par un muscle congestionné, à parois hypertrophiées par la distension survenue à la suite d'un accouchement ou d'un fibrome qui ne se laisse nullement refouler.

La douleur caractéristique produite à la palpation dont parle Taste serait-elle inhérente à l'utérus ou à l'intestin hernié dans ce dernier ? Nous savons, par les expériences de Berger et de Ribemont, faites à Lourcine, que la muqueuse utérine est insensible au toucher.

Nous croyons pouvoir affirmer que l'intestin aussi offre peu de réaction douloureuse quand on le malaxe avec sagesse. Quant au signe fourni par le palper pour diagnostiquer la présence de l'intestin dans l'infundibulum utérin, nous le rejetons complètement.

Il est impossible, pour quiconque a touché un utérus inversé, d'arriver à pouvoir diagnostiquer à travers les parois hypertrophiées, congestionnées, contractiles, la présence d'une anse intestinale.

Pour rejeter l'hystérectomie vaginale dans l'inversion utérine, Taste fait ressortir les insuccès de cette opération pour le prolapsus utérin. Mais ces deux affections sont essentiellement différentes.

Nous savons très bien que les insuccès, dans ce cas, tiennent plutôt à l'état du périnée qu'à la matrice elle-même.

Avec un périnée résistant, l'hystérectomie donnera de bons

résultats dans le prolapsus et à plus forte raison dans l'inversion utérine.

« L'hystérectomie, dit Taste, demande un certain temps et le danger peut être pressant et l'état de la malade exiger qu'on agisse rapidement. Il n'est plus qu'un procédé rapide, c'est la ligature élastique. »

A cette objection de Taste, nous répondrons qu'il faut très peu de temps pour faire une hystérectomie vaginale. Les cas faciles demandent sept à huit minutes au plus (dans l'inversion par exemple) ; les cas difficiles, un quart d'heure à vingt minutes.

Ne faut-il pas autant pour appliquer le lien élastique ?

L'hystérectomie vaginale est une opération radicale ; l'utérus enlevé, on n'a plus à s'en occuper.

Dans la méthode par ligature élastique, on est obligé d'attendre huit, quinze, vingt-trois jours et plus l'élimination de ce moignon utérin.

Cela ne souffre pas la comparaison.

Une des principales objections de Taste contre l'hystérectomie est l'infection.

« Le vagin, dit-il, est une vaste cavité qui contient toute espèce de produits : lochies, débris placentaires, détritus organiques gangrénés. Tous les microbes s'y donnent rendez-vous.

Faire, dans ce cas, une hystérectomie vaginale, c'est risquer de transporter, sur le péritoine « avec les mains », pendant les manœuvres opératoires, quelques-uns de ces funestes microbes. On a donc fort à craindre une péritonite septique intense qui sera mortelle. »

Nous ferons remarquer que l'on peut pratiquer une hystérectomie vaginale sans avoir besoin de porter les doigts au niveau des parties sectionnées. Il est même du devoir du chirurgien de veiller à ce que le péritoine ne soit touché que par les seuls instruments plus facilement aseptisables que les doigts. Le vagin, nous objectora-t-on, est difficile à aseptiser, mais il l'est autant pour l'une que pour l'autre opération.

Pourquoi ces accidents de péritonite ne sont-ils pas signalés dans la méthode par ligature élastique ? C'est que le péritoine pelvien ou inférieur ne réagit pas autant que le péritoine supérieur.

Quelle sera la valeur de l'hystérotomie s'il y a, en même temps, des poches purulentes sous-péritonéales ou des annexites suppurées ; pourra-t-elle prétendre donner un libre écoulement au pus collecté dans le petit bassin ? Nous ne croyons pas.

Voilà donc des cas où cette méthode est impuissante, où elle ne doit pas être employée.

Aussi nous n'hésitons pas à affirmer que c'est surtout dans les cas d'infection que la supériorité de l'hystérectomie vaginale nous paraît indiscutable. Ne la pratique-t-on pas d'une manière presque exclusive dans les cas de suppurations pelviennes ? Bouilly, Richelot et Segond l'ont assez démontré.

Tasle termine ses objections par celle-ci :

« Pour nous, la ligature élastique, par ce seul fait que dans la plupart des cas les ovaires ne sont pas enlevés, nous paraît supérieure au procédé de M. Duret. »

Et plus loin :

« Enlever les ovaires ne nous paraît pas si recommandable.

Ne sont-ce pas des glandes à sécrétion interne et leur ablation ne produit-elle pas des troubles nerveux très accentués ? »

Mais qui dit hystérectomie vaginale, *castration utérine*, pour employer la définition de Pean, ne dit pas ovariotomie.

On peut très bien enlever l'utérus en laissant les ovaires en place, M. Tasle le sait très bien, à moins que les ovaires ne soient malades, auquel cas leur ablation est indiquée.

La persistance des règles après l'hystérectomie vaginale a été signalée comme pour l'hystérotomie, par conséquent cet argument n'a pas de valeur.

De notre côté, nous prétendons que pour être certain de conserver les ovaires on doit pratiquer l'hystérectomie vaginale. En effet, après incision des culs-de-sac, on se rend compte de l'état des annexes, et, si elles sont saines, il est indiqué de les laisser en place.

Peut-on, avec la ligature élastique, s'opposer à ce que les ovaires engagés dans l'infundibulum utérin soient épargnés par le lien constricteur et ne soient emportés avec la partie amputée ?

Nous voyons donc que tous les arguments de M. Taste contre l'hystérectomie vaginale constituent, au contraire, un vrai plaidoyer en sa faveur.

Technique de Duret pour l'ablation de l'utérus. — « Lorsqu'on pratique l'hystérectomie vaginale pour l'inversion puerpérale, les premiers temps de l'opération exécutée selon les méthodes ordinaires se heurtent à une légère difficulté si l'inversion s'accompagne de prolapsus.

Le col est alors complètement effacé ; la surface muqueuse de l'utérus inversé se continue sans ligne de démarcation avec la muqueuse vaginale ; à peine remarque-t-on une différence de coloration.

Sur quel point précis faire porter l'incision transversale du cul-de-sac antérieur et du cul-de-sac postérieur, temps par lesquels commence toute hystérectomie vaginale?

Nous avons été aidé, dans la détermination du lieu de l'incision par le palper ; en saisissant, entre le pouce et les doigts, le pédicule de la tumeur, on apprécie aisément à travers l'épaisseur le point où se trouve le museau de tanche et on sectionne au-dessus. Il faut alors pénétrer avec prudence, car on tombe aussitôt dans l'infundibulum pelvien, au-dessous de son collet. Il n'y a pas de décollement de la vessie à opérer, celle-ci est restée au-dessus de l'incision.

Dès qu'on pénètre dans l'infundibulum par les incisions trans-

4

versales, soit en avant, soit en arrière, on risque de blesser les
viscères qui y sont inclus. Aussi, dans nos opérations, la petite
boutonnière antérieure étant faite avec précaution, nous explorons l'infundibulum et nous nous rendons compte, par le toucher, des organes qu'il contient. S'il n'y a pas d'adhérences, on peut
les réduire et les maintenir sur un point plus élevé par un tampon iodoformé. Il est plus simple, plus prudent alors de conti-
nuer l'hystérectomie par le procédé de la section médiane.

Du milieu de l'incision transversale antérieure nous faisons
tomber perpendiculairement une seconde incision qui, partant
de là, divise la face antérieure de l'utérus jusqu'à son fond.

Le doigt, introduit par la boutonnière antérieure jusqu'au fond
de l'infundibulum, dirige l'instrument tranchant et prévient la
blessure des organes herniés.

Par la large ouverture de la face antérieure de l'utérus, on
aperçoit aisément les annexes et leurs pédicules, qu'on peut lier
déjà en partie comme nous l'avons fait dans un cas.

Au moment de l'opération, nous relevons l'utérus, nous le
portons en avant, et nous incisons transversalement le cul-de-sac
postérieur jusqu'au péritoine. Il vaut mieux alors procéder à la
ligature des artères utérines ; pour cela, on incise la muqueuse
vaginale sur les côtés, et on la décolle légèrement. On saisit entre
l'index et le pouce la base des ligaments larges contenant l'utérus,
et à l'aide d'une aiguille de Deschamps on l'enserre entre deux
ligatures fortes à la soie de chaque côté. On achève l'hémisection
utérine par une incision verticale à la face postérieure et du fond
de l'organe dans toute son épaisseur. On attire en bas chacune
des deux moitiés ; au-dessous on recherche les annexes ; on les
détache avec les doigts si elles sont adhérentes, puis on place
au delà des ligatures, et l'opération est terminée.

On peut, pour aller plus rapidement dans l'ablation, mettre des
pinces qu'on remplace ensuite par des ligatures.

L'hémisection du corps de l'utérus prolabé a été faite dans

une de nos opérations, de bas en haut, du fond de l'utérus inversé vers le col.

Comme conclusion nous croyons pouvoir émettre les propositions suivantes:

1° L'ablation de l'utérus est indiquée dans les inversions manifestement irréductibles, surtout lorsque se développent des accidents graves :

Hémorragies répétées, douleurs violentes, leucorrhées fétides ou gangréneuses qui produisent un empoisonnement septique ou l'hecticité, complications inflammatoires des annexes ou des ligaments larges.

2° Les méthodes anciennes sont insuffisantes et exposent aux accidents septiques. Leurs résultats statistiques sont déplorables.

3° La ligature élastique, selon le procédé de Périer en cas d'inexpérience des méthodes modernes, est indiquée ; mais elle constitue un mode d'intervention long, douloureux, qui nécessite des soins journaliers et dont les résultats sont incomplets et trop souvent incertains (8,5 °/₀ de mortalité).

4° L'hystérectomie vaginale totale est la méthode de choix dans les inversions utérines irréductibles ; afin d'éviter la blessure des organes herniés dans l'infundibulum péritonéal, il sera préférable de la pratiquer par section médiane selon les règles que nous avons indiquées. »

TECHNIQUE DE L'HYSTÉRECTOMIE VAGINALE

POUR L'INVERSION UTÉRINE IRRÉDUCTIBLE

———

Après avoir, au préalable, évacué la vessie et le rectum, le chirurgien devra saisir avec deux pinces à griffes les parties latérales du fond de l'utérus. Il faut être sûr de sa prise pour ne pas éprouver les désagréments d'une pince qui dérape à la moindre traction en déchiquetant le tissu utérin.

L'utérus ainsi saisi, on doit tirer sur les pinces, de façon à faire apparaître à la vulve le plus que l'on pourra de l'organe inversé.

Si l'on se trouve en présence d'une inversion incomplète, on la rendra complète par la traction ; il est tout à fait nécessaire que le chirurgien arrive à avoir sous les yeux le point où se fait l'insertion du vagin sur le col utérin. C'est là que devra porter son incision au bistouri.

Si l'inversion n'est pas trop ancienne, on voit le corps de l'utérus s'allonger comme un tube élastique.

Une valve postérieure est introduite ; elle permet, lorsque le chirurgien porte l'utérus contre le pubis, de tomber directement sur le cul-de-sac de Douglas.

Une ouverture partant de l'extrême droite à l'extrême gauche est faite au bistouri ou aux ciseaux en empiétant le plus possible sur le tissu utérin afin d'éviter la blessure du rectum.

A travers cette large incision, on passera deux doigts qui iront explorer l'infundibulum. Si l'on trouve des anses intestinales,

rectum ou vessie engagés dans cette cavité, ou les refoulera avec
les doigts du mieux que l'on pourra.

Le chirurgien profitera de ce premier temps de l'opération pour
explorer les parties avoisinantes : cavité pelvienne et surtout les
annexes. Ces renseignements lui seront très utiles pour la fin de
l'opération, car, après la castration utérine, si les annexes sont
malades ou si on sent une poche purulente dans la cavité pelvienne, il s'empressera de recourir à l'ablation des organes lésés
et à l'ouverture des poches purulentes. Il serait absolument pué-
ril de laisser derrière soi des foyers d'infection qui compromet-
traient sûrement le résultat opératoire.

Quoi de plus fréquent que les localisations purulentes dans les
ligaments larges, les ovaires et le tissu sous-péritonéal pelvien
en cas d'invasion utérine puerpérale et polypeuse !

L'ouverture du cul-de-sac postérieur accomplie, commence
le temps le plus délicat de l'opération. Nous nous séparons complètement de la méthode de Duret qui conseille l'hémisection.
Cette hémisection pour nous complique l'opération, et nous la
réservons aux cas difficiles.

C'est ici que nous aurons recours à une méthode d'hémostase
toute récente que tous les chirurgiens connaissent à la suite de
la lettre ouverte de Doyen à Tuffier ; aussi nous ne pourrons
mieux faire que de reproduire la nouvelle technique de l'hystérectomie vaginale que Doyen donne dans sa lettre :

« Vous basculez l'utérus en avant comme dans mon ancien
procédé et vous n'écrasez les ligaments larges que lorsque l'organe est hors de la vulve. Il ne faut pas opérer ainsi. Essayez,
comme je le pratique, d'écraser les deux tiers inférieurs du ligament large gauche, coupez en dedans de la pince, faites de
même de l'autre côté, et vous verrez que l'utérus, déjà libéré en
arrière et en avant comme dans mon ancien procédé, descend
tout droit et d'une seule pièce. Il descend si bien qu'un seul
coup de ciseaux sur la paroi antérieure ouvre le cul-de-sac cor-

respondant et permet d'atteindre, presque sans bascule de l'organe, le bord antérieur des ligaments larges. J'extrais à la vulve les annexes gauches, j'écrase leur pédicule vasculaire, je lie et je coupe au-dessous de la ligature. De même de l'autre côté. Le plus souvent je lie le pédicule de l'utérine après l'avoir écrasée.

Je fixe l'une à l'autre les ligatures de l'utérine et de l'utéro-ovarienne de chaque côté. Souvent je ferme au-dessus d'elles le péritoine par un fil en cordon de bourse. Je maintiens, dans tous les cas, mes pédicules dans le vagin.

Si leur ligature vous semble trop difficile, fixez-les avec de petites pinces à demeure. Vous les empêcherez ainsi de remonter dans le péritoine sans causer plus de douleurs aux femmes que lorsqu'elles n'ont que des ligatures. Les annexes sont enlevées, par ce procédé, d'une seule pièce avec l'utérus ».

Un point de ce procédé demande à être bien éclairci ; une fois la vasotripsie des deux ligaments larges faite, s'il ne suffit que d'un seul coup de ciseaux pour ouvrir le cul-de-sac antérieur dans l'hystérectomie vaginale en dehors de l'inversion, il n'en est plus de même dans cette affection où l'on n'a pas à décoller le vagin d'avec le col utérin en allant d'avant en arrière.

Dans l'inversion utérine, en effet, on arrive directement sur l'angle de réflexion du vagin sur le col utérin ; mais un organe important et qu'il faut ménager, la vessie, est immédiatement en contact avec le vagin et l'utérus, qu'elle suit dans leur descente ; parfois même, elle peut être comprimée dans l'infundibulum utérin. Le chirurgien devra agir avec une grande prudence ; inciser sur l'utérus plutôt que sur le vagin, avancer méthodiquement, et, lorsqu'on arrive dans le tissu cellulaire sous-péritonéal, se servir d'instruments mousses pour ouvrir le péritoine, les anses intestinales ne sont pas loin, un coup de ciseaux par trop brusque pourrait les sectionner.

L'utérus enlevé, l'ablation des annexes n'aura lieu que si les lésions en sont manifestes.

Ici doit prendre place la manière dont il faudra faire l'hémostase. La méthode de Périer laisse dans le vagin de la femme un
instrument pendant une vingtaine de jours ; avec les pinces à
hystérectomie vaginale on peut compter sur l'hémostase en quarante-huit heures.

Aujourd'hui, avec l'angiotribe de Tuffier et la pince à vasotripsie de Doyen, on peut faire l'hémostase en peu de minutes et
ne laisser, dans le vagin de la femme, que des gazes qui ne la
gênent nullement.

Donnerons-nous la préférence à l'appareil de Tuffier ou à celui
de Doyen ? Nous avons vu appliquer, en assistant nos maîtres
dans ces manœuvres, l'appareil de Tuffier.

C'est un instrument volumineux qui demande quatre bras et
des plus solides pour le manier.

La manœuvre de l'écrasement demande un certain temps,
attendu qu'il faut serrer l'instrument à bloc. Si l'angiotribe n'a
point un appui solide, il peut arriver qu'on emporte le pédicule
par les secousses que l'on imprime à l'instrument pendant qu'on
le desserre.

La pince de Doyen est plus commode, une seule main peut la
serrer et la desserrer à volonté, pendant que l'autre main vérifie
la place où doit porter la vasotripsie.

Nous avons eu en main les deux instruments et bien que nous
n'ayons pas eu l'occasion de voir appliquer la pince de Doyen,
nous lui donnons la préférence, surtout quand il s'agit de faire
évoluer l'instrument dans la cavité vaginale comme dans le temps
qui consiste à faire l'hémostase des deux tiers des ligaments
larges à travers l'incision du cul-de-sac de Douglas.

INDICATIONS ET DIFFÉRENTS PROCÉDÉS CHIRURGICAUX

EMPLOYÉS DANS L'INVERSION UTÉRINE

Les deux principales causes de l'inversion étant la puerpéralité et les fibromyomes, nous allons étudier l'application de tous ces procédés dans le traitement de ces deux sortes d'inversion.

INVERSION PUERPÉRALE.

Lorsqu'il se trouve en présence d'une inversion d'origine puerpérale, le chirurgien devra avant tout se renseigner sur l'époque du début de l'affection, connaître l'âge de l'accouchée, l'état de l'utérus et des annexes, enfin l'état général de la femme.

On peut, au point de vue de l'âge des inversions, diviser celles-ci en trois catégories :

1° L'inversion avant la période d'involution utérine.

2° L'inversion à l'état d'involution.

3° L'inversion a dépassé le stade d'involution. Elle date d'un an ou plus d'un an.

1° *L'utérus n'a pas atteint la période d'involution.* — Lorsque le chirurgien sera appelé à constater cet état de l'utérus inversé ; il apprendra la plupart du temps que cet accident remonte à un accouchement laborieux avec l'application du forceps ou autres manœuvres obstétricales ; on lui signalera parfois qu'une hémorragie grave de la délivrance s'étant déclarée on a exercé des tractions brutales sur le cordon pour arracher le placenta. Le

faciès de la femme est pâle, cireux, le pouls filiforme ; le danger
est menaçant. Quelle conduite faudra-t-il tenir ? L'état de l'utérus
et de ses annexes devra attirer toute l'attention du praticien.

La tumeur est plus ou moins volumineuse. Il arrive parfois
que le doigt ne pénètre qu'avec difficulté entre l'utérus et le
vagin. Des adhérences peuvent se produire et rendre la réduction pénible, même après l'incision de l'agent d'étranglement.
Admettons que les parois vaginales aient été éraillées comme cela
arrive souvent dans une application de forceps. Les deux surfaces saignantes, vagin et face interne de l'utérus, marient leurs
vaisseaux, et un travail de néoformation commence.

Il faut reconnaître cependant que ces adhérences récentes sont
faciles à traiter. Elles ne sauraient résister au passage de la sonde
de Budin conduite entre les deux parois. La femme accusera
presque toujours des douleurs lombo-sacrées assez intenses avec
hémorragies intermittentes, souvent même continues, ce sont alors
les cas les plus sérieux. La malade pourra avoir de la fièvre : 38°,
38°,5, parfois même 39°, mais alors l'infection est manifeste et
l'on devra intervenir au plus tôt.

Deux cas sont à distinguer :

1° Il y a infection.
2° Il n'y a pas d'infection.

Si la température est peu élevée, les pertes sanguines et autres
peu abondantes, si l'utérus n'est pas infecté, résistant, si ses
annexes sont libres et que la femme soit jeune, on devra tenter
l'un des trois procédés de Doyen, Ottoküstner, Duret.

Le succès sera presque certain. En cas d'échec, pratiquer l'hystérectomie vaginale.

Si la malade accuse une température élevée comme celle qui
fait l'objet de notre première observation, si les pertes sanguines
sont assez abondantes pour anémier de jour en jour l'accouchée
en même temps qu'un suintement sanieux fétide et détritus orga-

niques putrides provenant des parois utérines sphacélées, si la malade se plaint de douleurs aiguës et que l'état général soit mauvais, il faut recourir d'emblée à l'hystérectomie vaginale.

Tenter de réduire dans l'abdomen un utérus sphacélé, infecté, mou, friable, ce serait aller au devant d'une mort certaine par péritonite septique propagée de la cavité utérine au péritoine à travers quelque déchirure de l'organe qui aura été réduit.

2° *L'utérus est arrivé au stade d'involution.* — Cet état particulier a été décrit dans un chapitre précédent. Que la malade soit en pleine vie menstruelle ou proche de la ménopause, les opérations conservatrices sont seules indiquées. L'utérus se laissera réduire facilement après les incisions libératrices.

En cas d'échec, l'hystérectomie vaginale reste comme dernière ressource.

3° *L'inversion a dépassé la période d'involution.* — L'utérus diminue de volume, devient fibreux, sa cavité interne se rétrécit énormément jusqu'à n'exister plus qu'à l'état virtuel, les deux parois s'accolant ensemble.

La réduction même par les moyens chirurgicaux décrits plus loin est devenue très difficile.

Devant leur inefficacité, on devra pratiquer l'hystérectomie vaginale, surtout quand la femme est arrivée vers la fin de sa vie menstruelle et à plus forte raison quand elle n'est plus réglée.

En effet, l'utérus à cette époque n'est plus qu'un organe témoin sans fonction utile aucune. Son ablation n'offre aucun inconvénient. Il est donc plus expéditif d'amputer la matrice que de s'attarder à réduire après incision et sutures un organe atteint de déchéance physiologique.

INVERSIONS POLYPEUSES.

Les fibromyomes qui se compliquent d'inversion utérine se présentent sous des aspects différents.

Ils peuvent être tout à fait distincts de la masse utérine ou avoir des rapports très étroits avec elle.

Leur mode d'implantation à la surface de la matrice pourrait nous guider en ce qui concerne la technique opératoire.

1° *Polype pédiculé du fond de l'utérus*..— Saisi avec une pince à griffes ou à anneaux suivant la consistance de la tumeur. Par des tractions exercées sur le fibrome on mettra son pédicule bien à découvert. Avec des ciseaux on sectionnera franchement le pédicule au niveau de la surface d'implantation sans craindre de perforer l'utérus.

« Si le pédicule est large, dit Doyen, dans sa *Technique chirur-gicale spéciale*, pag. 408, il faut alors inciser la muqueuse de la surface même du polype et, celui-ci mis à nu, l'extraire en l'énu-cléant soit par de simples tractions, soit en poursuivant le décolle-ment de la muqueuse à l'aide des doigts.

La consistance spéciale, l'aspect blanchâtre et la forme géné-rale sphéroïde de la tumeur se prêtent d'autant mieux à cette manœuvre, que le néoplasme est généralement entouré d'une loge celluleuse très lâche et ne reçoit de l'utérus aucun vaisseau impor-tant.

L'énucléation terminée, les lambeaux muqueux déchirés sont réséqués, lorsqu'ils sont exubérants, et l'inversion réduite.

Persiste-t-il un léger écoulement sanguin, la cavité utérine est irriguée à l'eau chaude, puis tamponnée. Comme traitement, 4 à 6 injections antiseptiques par vingt-quatre heures ».

« *Polype géant enclavé dans le vagin.*— Il existe des cas où le

polype est tellement volumineux qu'il remplit le vagin comme une
tête de fœtus pendant le travail.

Ces polypes énormes peuvent, dans certains cas, être si étroi-
tement enclavés dans la cavité pelvienne que le doigt n'en peut
franchir l'équateur et, à plus forte raison, atteindre leur pédicule.

Les difficultés de l'extraction tiennent, dans ces cas, non pas à
l'étendue de l'inversion de la tumeur, le pédicule se trouvant
généralement très petit par rapport au volume du fibrome, mais
aux dimensions du néoplasme, qu'un forceps denté très puissant
est incapable d'extraire hors de la vulve. Nous avons observé de
ces cas où, après que nous avions rompu le pédicule en faisant
tourner le fibrome 10 ou 20 fois sur lui-même, la tumeur énorme
semblait devoir exiger, pour être extraite d'une seule pièce, un
large débridement périnéal. L'obstacle principal à l'extraction est,
en pareil cas, la difficulté que l'on éprouve à saisir, même avec
d'excellentes pinces à griffes, la surface lisse et ferme du fibrome,
qui n'est accessible que sur une petite étendue.

Nous avons imaginé, pour triompher de cette difficulté, l'arti-
fice suivant :

Nous appliquons au pôle inférieur du fibrome, que nous abais-
sons par la main gauche enfoncée au-dessus du pubis, un tube
cylindrique à extrémité tranchante, et nous perforons la tumeur
comme on perfore dans les laboratoires de chimie les bouchons de
caoutchouc».

Notre assistant la maintient, si elle roule trop facilement sur
elle-même, à l'aide d'une pince à griffes.

Nous creusons ainsi, au niveau du pôle accessible au fibrome,
un canal de 15 à 20 millim. de diamètre, et d'une profondeur
de 10 à 15 centim., où est introduite une des branches d'une
forte pince à griffes.

Le fibrome est alors incisé sur sa face antérieure en V. Le
premier fragment est réséqué; d'autres V sont taillés à droite,
puis à gauche et extirpés à leur tour. Dès que le volume du néo-

plasme est suffisamment réduit, un dernier V le plus accessible, est saisi avec une forte pince-gouge, et le reste du fibrome se trouve extrait par bascule, entr'ouvert et comme en se dévidant.

Il ne se produit aucun écoulement de sang, le pédicule ayant été rompu par torsion dès le début de l'opération, et l'extraction de la masse enclavée se fait par ces manœuvres en quelques minutes.

Lorsque l'on se trouve en présence d'un utérus fibromateux en inversion comme le cas représenté dans le traité de Legueu, appartenant à Schauta ; lorsque le chirurgien ne pourra dissocier le fibrome d'avec la masse utérine sans craindre de perforer l'utérus, il faudra renoncer à la myomectomie et avoir recours d'emblée à l'hystérectomie vaginale, la seule opération rationnelle dans ces cas.

Les deux opérations pratiquées par M. le professeur Tédenat, et dont nous relatons les observations plus loin, rentrent dans cette catégorie.

De ces opérations peuvent surgir des complications. Il peut arriver qu'à la suite d'une ablation de polype on perfore les parois de l'utérus. Si le chirurgien s'aperçoit de l'accident au moment de l'opération, il placera un plan de suture au catgut avec un tamponnement à la gaze. Cette conduite ne sera justifiée que tout autant que l'on sera certain d'opérer sur des tissus sains et non infectés. Dans le cas contraire, l'hystérectomie vaginale est l'opération de choix.

S'aperçoit-on, une fois que l'inversion est réduite, que l'utérus a été perforé : deux cas sont encore à distinguer. S'il n'y a pas d'infection, attendre et n'intervenir par hystérectomie que s'il y a menace de péritonite.

S'il y a infection ou plutôt si l'on craint l'infection, deux voies s'offrent au chirurgien.

Imiter la conduite de Sœnger, qui fit une laparotomie pour

aller suturer l'utérus, ou suivre l'exemple de Vœrth, qui pratiqua l'hystérectomie vaginale avec succès. Nous nous rallions à la dernière méthode.

INVERSION ET PROLAPSUS.

Que faire en cas d'inversion compliquée de prolapsus ? Tous les procédés d'Hystéropexie échouent d'une façon à peu près certaine et ils ne font rien à l'inversion.

L'hystérectomie vaginale donnera-t-elle des résultats? C'est peu probable. Comme nous l'avons déjà vu, ce qu'il faut renforcer dans cette infirmité, c'est le plancher périnéal qui a cédé.

L'hystérectomie vaginale, combinée à la colporrhaphie, pourrait rendre quelques services.

Pour les inversions à répétition, la ventro-fibration nous paraît indiquée. Nous savons que les objections que l'on a formulées contre l'hystéropexie sont tombées devant l'évidence des faits favorables à cette opération.

Loin de nous la pensée que la méthode sanglante devra être mise en pratique dans le traitement de l'inversion à l'exclusion de toute autre.

La thèse de Persin, inspirée par M. le professeur Puech, de Montpellier, nous montre l'utilité du pessaire de Gariel qui, dans le cas de cet auteur, amena la réduction de l'inversion au vingt-troisième jour de son application.

Nous ne voyons aucun inconvénient à ce qu'on essaye les procédés de douceur avec une prudence extrême ; mais, dès qu'on aura acquis la certitude que, malgré toute insistance, le résultat ne saurait changer, alors il n'est plus permis de temporiser, il faut recourir aux procédés que nous avons décrits.

OBSERVATIONS

Première Observation. (personnelle).

(Service du professeur QUEIREL)

Un cas d'inversion utérine puerpérale complète. Hystérectomie vaginale.
Guérison.

Pendant notre trimestre d'internat à la clinique obstétricale et gynécologique, nous avons eu la rare occasion de constater un cas d'inversion utérine complète dont voici les détails.

La nommée C. . ., Caroline, modiste, âgée de vingt-quatre ans, rentre à la salle Sakakini (gynécologie), le 6 novembre 1897, à 5 heures du soir.

C'est notre collègue et ami Reynaud, interne de garde, qui reçoit cette femme : il la trouve pâle, exsangue presque, les lèvres décolorées, le vrai faciès enfin de « la grande hémorragique ».

Par un interrogatoire assez sommaire, notre collègue apprend que la nommée C..., Caroline, vient d'accoucher il y a deux jours et que la délivrance s'est accompagnée d'une hémorragie fort grave qui n'est pas encore totalement tarie.

Dirigeant ses investigations du côté des organes génitaux, notre collègue ne tarde pas à apercevoir le fond de l'utérus tapissé de débris placentaires encore adhérents, du niveau desquels s'échappe du sang en assez grande abondance.

Notre ami Reynaud donne une injection très chaude, détache

les débris placentaires qui se présentent à lui et termine par un tamponnement à la gaze iodoformée.

Le soir même, nous injectons par la voie sous-cutanée un litre de « liqueur physiologique » à la malade pour réparer cette saignée par trop abondante. Une potion calmante amène un soulagement notable aux douleurs dont elle se plaint.

Le lendemain matin, 7 novembre, nous revoyons cette femme, dont l'état est resté stationnaire avec un pouls toujours filiforme et une température de 39°.

Nous enlevons le tampon de la veille, pour nous livrer à un examen approfondi.

Notre index heurte à la vulve le fond de l'utérus, qui se présente à nous comme une tumeur arrondie, cylindrique et allongée, incrustée de quelques débris placentaires. L'hémorragie a presque cessé.

Le diagnostic ne nous laissant aucun doute, notre première préoccupation consiste à savoir si l'inversion utérine est complète ou partielle.

Nos doigts, introduits dans le vagin, glissent sur la face interne du corps utérin et atteignent difficilement le relief peu sensible du col situé très haut.

Le cul-de-sac antérieur mesure quatorze centimètres dans le sens antéro-postérieur. Les culs-de-sac latéraux atteignent quinze centimètres.

Le cul-de-sac de Douglas, que nous explorons à l'aide de la sonde de Budin, qui nous sert à faire l'injection, mesure dix-sept centimètres.

Le col utérin se trouve à ce niveau, bridant l'utérus hernié à la manière d'un anneau constricteur qui s'oppose à la réduction de la partie inversée.

La vessie, énormément distendue, ne nous permet pas d'explorer la place habituelle de l'utérus à travers les parois abdominales. L'urine évacuée, nous constatons le vide occasionné par l'absence de l'organe qui nous occupe.

Le rectum est libre.

A ce moment, nous commençons à nous enquérir de la cause de cette inversion utérine. C..., Caroline, fille trompée, nous apprend qu'elle est arrivée à cacher sa grossesse à sa famille, dont elle redoute la colère, jusqu'au huitième mois.

A cette époque, le jeudi 4 novembre au matin, elle va consulter une sage-femme. Aussitôt arrivée chez cette dernière, le travail se déclare, et, le soir à cinq heures, elle accouche normalement d'un enfant pesant deux kilog. 600 grammes, en présentation du sommet.

Dès la sortie de l'enfant, une hémorragie très abondante se déclare.

A partir de ce moment, l'accouchée, étant tombée en syncope, ne peut plus nous renseigner. Nous avons pu, cependant, être mis au courant de ce qui s'est passé dans la suite, par une personne qui assistait à l'accouchement.

« La sage-femme, nous dit ce témoin oculaire, tirait fortement, non sur le cordon de l'enfant, mais sur celui de la mère, pendant qu'elle administrait de la poudre (de l'ergot de seigle, certainement).

Après maintes tractions sur le cordon, le placenta est extrait ; mais l'hémorragie continuant, on mande un médecin qui constate l'inversion utérine.

Quelques instants après, notre sympathique maître le Dr Schnell, médecin des hôpitaux, est appelé auprès de la malade, et, vu l'état alarmant où il la trouve, lui conseille de rentrer à l'hôpital, où elle est reçue dans les conditions relatées plus haut.

La variété de l'inversion diagnostiquée, quelle devait être notre conduite ? Chercher à la réduire ; c'est ce que nous avons fait à deux reprises différentes : une première fois sans anesthésie, une seconde fois sous chloroforme avec l'aide de

Mlle Mouren, la distinguée maîtresse sage-femme de notre maternité. Nos deux tentatives sont restées infructueuses.

Devant l'impossibilité absolue d'atteindre notre but, nous nous contentons de pratiquer un nouveau tamponnement à la gaze iodoformée.

Le lendemain, nous présentons la malade à notre maître, le professeur Queyrel, qui tente la réduction manuelle.

Il s'arrête dès les premières pressions, car il a peur de perforer l'utérus ; en effet, en appuyant sur le fond de celui-ci, il produit un bruit de frottement de mauvais augure.

«Si nous persistons, nous dit le professeur Queyrel, nous pourrions produire des dégâts irréparables ».

Pendant quelques jours on pratique le tamponnement méthodique à la gaze iodoformée, conseillé par Pozzi suivant l'exemple d'Hoffmeier. La malade le supporte difficilement. Nous sommes obligé d'avoir recours à la morphine pour calmer ses coliques.

Malgré tous les soins antiseptiques et les injections de sérum artificiel, l'état de notre femme périclite de jour en jour, et la température se maintient très haute.

Devant ces symptômes, l'ablation de l'utérus est décidée.

Notre maître donne sa préférence à l'hystérectomie vaginale.

Nous avions profité d'une séance de pansement pour chercher les orifices des trompes ; celui du côté gauche est visible et nous pouvons y introduire un crin de Florence.

L'orifice de la trompe droite ne s'offre pas à nos regards ; nos recherches sont vaines ; il est vrai que nous n'insistons pas outre mesure, car notre diagnostic est fortement étayé. L'opération est fixée au 30 novembre 1897.

M. le professeur Queyrel saisit le fond de l'utérus, qui se présente à la vulve, entre les mors d'une grosse pince à griffes. Il attire au dehors la matrice, qui s'allonge comme un tube élastique.

Par cette manœuvre il met à découvert le cul-de-sac antérieur. Nous distinguons d'une façon très nette l'arbre de vie. Le bourrelet formé par le col a disparu sous l'effet de la traction au dehors.

Par une incision faite à petits coups de ciseaux en rasant le cul-de-sac antérieur, on ouvre celui-ci. Il en est fait de même pour le cul-de-sac postérieur.

Deux grosses pinces à pédicules sont placées latéralement à droite et à gauche sur les pédicules des ligaments larges en allant de haut en bas.

Les annexes, trompes et ovaires qui faisaient hernie à travers le cul-de-sac antérieur sont réséquées après avoir été préalablement pincées.

Notre maitre, au moment de l'opération, crut se trouver en présence d'organes lésés.

L'opération avait duré à peine dix minutes ; une sonde de Malécot fut placée à demeure dans la vessie et les pinces à pédicules assujetties par de bonnes ligatures à la soie forte et plate au niveau du manche.

Quarante-huit heures après, les pinces furent enlevées sans accident.

Pendant les deux jours qui suivirent l'opération, la température ne dépassa pas 38°,1/2.

Au quatrième jour, la courbe thermométrique s'abaissait au-dessous de 37°,1/2. La malade était hors de danger.

Nous permettons à notre opérée de se lever au quinzième jour. Un traitement tonique lui est institué, car elle a toujours le faciès de « l'hémorragique ».

Nous avons pu suivre la femme qui fait l'objet de cette observation. Son état général est redevenu bon ; toutes les douleurs ont disparu ; tout au plus se plaint-elle de quelques maux de tête, légers picotements des seins et de phénomènes congestifs au moment qui correspond à ses époques.

La cicatrice vaginale est très solide, l'index l'atteint à peine ; le vagin a conservé son élasticité complaisante, et les rapports conjugaux, car notre malade s'est mariée avec son séducteur, sont possibles. Le sens génésique est conservé, voire même augmenté, nous raconte cette femme.

Inutile de dire que les règles n'ont plus reparu.

Examen de la pièce.—Cette pièce, dont nous donnons le dessin dû à la plume de notre camarade d'Antoine, externe des hôpitaux, à la fin de notre travail, montre que l'utérus était complètement inversé. Nous essayâmes, mais en vain, la réduction de l'inversion la pièce en main. L'utérus, qui s'était allongé démesurément, ne se préta nullement à la manœuvre. L'infundibulum admettait facilement notre index droit.

Observation II. (Personnelle)

Inversion utérine puerpérale incomplète datant de neuf mois. Hystérectomie. Guérison.

La nommée Bian... Marie, âgée de vingt-un ans, primipare, originaire de la Corse, sans profession, rentre dans le service de notre maître, M. le professeur Combalat, à la salle Sainte-Catherine, n° 4, le 14 avril 1892.

L'histoire de cette malade est des plus simples. Elle a accouché, il y a neuf mois, d'un enfant à terme qui est mort dix-huit jours après de débilité congénitale, la mère n'ayant pu nourrir qu'imparfaitement son enfant.

Cette femme nous raconte que pendant le travail, même après la rupture de la poche des eaux, on l'a obligée à se promener dans sa chambre jusqu'au dernier moment de son accouchement. Celui-ci a été normal en présentation du sommet.

Au moment de la délivrance, une forte hémorragie se déclare et la personne qui l'assiste, une vieille femme sans aucune autre éducation obstétricale que l'habitude de faire la plupart des accouchements dans un village où il n'y a pas de sage-femme,

épouvantée par l'hémorragie, tire de toutes ses forces sur le
cordon pour arracher le placenta. « A un moment donné, nous
dit la femme, je ressentis une grande douleur ; il me semblait
qu'on m'arrachait le ventre, puis je m'évanouis, pour ne revenir
à moi que deux heures après en éprouvant un malaise général
avec bourdonnements des oreilles et une faiblesse extrême »

· Repos au lit pendant quarante jours. Deux mois après son
accouchement, ses règles apparaissent. Elle est bien réglée en
septembre, en octobre pas du tout. En novembre, grave hémorragie avec caillots.

Depuis cette époque, les pertes sanguines, qui ne sentent pas
mauvais, sont devenues presque continuelles et elles redoublent
d'intensité au moment des époques; la malade baigne dans son
sang.

Cette femme a maigri énormément ; à son entrée à l'hôpital elle
est très anémiée ; les conjonctives décolorées et les lèvres pâles.

Le palper, pratiqué à travers une paroi abdominale dont les
muscles se défendent, la malade étant très nerveuse, ne donne
aucun renseignement.

Au toucher vaginal, on perçoit une tumeur allongée, cylindrique sans bosselures, de consistance assez ferme, occupant l'intérieur du vagin.

L'index atteint à peine le col, qui fait un relief saillant ; on
pénètre avec une sonde entre ce bourrelet et la grosseur, sur une
longueur de trois centimètres.

Au speculum, la grosseur a un aspect congestionné, les tissus
saignent au moindre contact, on ne constate aucun point de
sphacèle.

Par le rectum, on tombe dans une cavité correspondant à la
place qu'occupe l'utérus.

Le diagnostic d'inversion du fond de la matrice est porté par
notre maître. Après quelques tentatives de réduction sous chloroforme et tamponnement à la gaze iodoformée pendant une

quinzaine de jours, l'inversion persistant, on décide l'ablation de la partie inversée.

Cette opération est pratiquée par M. le professeur Combalat le 10 mai 1892.

Par une incision dans le sens antéro-postérieur comprenant tout le tissu utérin inversé, le chirurgien taille au bistouri deux valves latérales qui sont fixées par deux pinces de Museux. Tout en tirant sur ces deux valves on place à leur pédicule deux pinces courbes, et l'on coupe en dehors de celles-ci. L'hémostase est parfaite, on ne fait aucune suture pour combler la brèche que l'on vient d'ouvrir en plein utérus.

Les suites opératoires furent des plus simples ; on enlève les pinces le 12 mars. Le pansement est changé ; la malade voit ses forces revenir de jour en jour, et, un mois après l'opération, elle retourne chez elle complètement guérie.

Observation III.

(Due à l'obligeance de M. le professeur TÉDENAT).

Utérus en inversion totale par fibrome dur de petit volume inséré au fond de la matrice par une large surface. — Amputation circulaire au niveau de l'isthme. — Ablation des annexes. Suture. Guérison par réunion immédiate.

Mlle B..., âgée de 44 ans, m'est adressée par M. le Dr Brousse. Depuis une dizaine d'années, elle a eu des hémorragies abondantes, avec caillots, de vagues douleurs accompagnent ces pertes sanguines.

Cette femme nous fait part que, depuis un an, il se produit des hémorragies avec caillots pendant deux ou trois jours, parfois elle a un suintement sanguin et des pertes aqueuses qui durent assez longtemps. Des douleurs lombo-abdominales, des mictions très fréquentes accompagnent ces symptômes. La femme est tombée dans un état d'anémie extrême.

En arrière de l'hymen étroit, le doigt arrive sur la tumeur, qui est dure, bosselée, attachée par une large surface d'implantation sur le fond de l'utérus inversé. On n'a plus de notion de l'orifice de l'ouverture du col utérin. Le palper abdominal indique l'absence de l'utérus, et par le toucher rectal, on sent nettement l'infundibulum de la nouvelle cavité utérine.

Après des irrigations et des *rinçages* du vagin répétés pendant trois jours, ce qui a pour effet de dilater et d'assouplir l'entrée du vagin, M. le professeur Tédenat pratique l'opération suivante, le 3 juin 1887.

Anesthésie générale. Valves de Sims en avant et en arrière pour découvrir la tumeur. Le myome est saisi par une pince à quatre griffes ; une broche est introduite d'avant en arrière au niveau de l'isthme du col. Un tube de caoutchouc, fortement serré, est placé au-dessus de la broche. Section aux ciseaux de tout ce qui se trouve au-dessous de la broche. Les artères utérines sont liées de chaque côté par des ligatures qui embrochent le tissu utérin. La broche et le lien en caoutchouc sont enlevés : l'hémostase est parfaite.

L'index, introduit dans la brèche faite à l'utérus, va explorer les annexes. Celles-ci sont attirées au dehors, et, comme on les trouve malades, elles sont liées et réséquées.

La plaie est réunie par cinq points de suture à la soie.

La guérison se fait sans incidents.

Les points de suture sont enlevés le 14 juin, et la malade quitte l'hôpital Saint-Éloi, le 27 juin.

L'opération fut rapide et facile malgré l'étroitesse du vagin de vierge que présentait cette femme.

Le fibrome avait le volume d'un œuf à bosselures multiples, inséré par son grand axe sur le fond.

Observation IV.

(Due à l'obligeance de M. le professeur Tédenat).

Inversion utérine totale compliquant un fibro-myome du fond de l'utérus.
Hystérectomie vaginale. Guérison.

Louise C..., âgée de 38 ans, réglée à 16 ans. Ses règles ont
eu une durée moyenne de trois à quatre jours jusqu'à 21 ans.
A partir de ce moment, elles sont devenues plus abondantes avec
caillots et d'une durée de huit à dix jours.

A plusieurs reprises, il y a eu des métrorrhagies intercalaires
anémiantes. Mariée à 23 ans, la malade n'a jamais eu de grossesse.

Depuis trois ans, douleurs lombo-sacrées avec leucorrhée
abondante. Règles très fortes avec fréquentes hémorragies inter-
menstruelles. Il arrive à la malade de perdre continuellement
pendant des mois entiers.

Anémiée, dyspeptique, souffrant dans le ventre et dans la région
lombaire, obligée de garder le lit d'une façon continue depuis
six mois, elle m'est adressée, le 6 juin 1888, par le Dr Paul
Bougeret, avec le diagnostic de myome utérin.

Une tumeur bosselée, dure, du volume d'un gros œuf de poule,
vient affleurer à l'entrée du vagin, cachée par les grandes lèvres.
En glissant le doigt tout autour de la tumeur, on ne sent pas le
col. La main qui explore la région sus-pubienne n'y trouve pas
le corps de l'utérus.

On voit manifestement que le myome s'insère sur le fond de
l'utérus, lequel est à peu près complètement inversé avec un sillon
d'inversion très peu profond.

En pressant le pédicule, en essayant d'enfoncer le doigt, introduit par le rectum dans l'infundibulum, on provoque une assez
vive douleur, qui tient probablement à des lésions inflammatoires
des annexes.

Je me décide à pratiquer l'ablation de l'utérus, après des lavages antiseptiques répétés et le tamponnement de gaze iodoformée pendant cinq jours.

Je pratique l'opération suivante le 12 juin 1888.

Le myome est saisi de chaque côté de la ligne médiane avec des pinces tire-balles et amené en bas. La surface libre sort de la vulve. Au-dessus de son insertion dans le sillon d'inversion à peine appréciable, à petits coups de ciseaux, j'incise en me dirigeant vers l'infundibulum.

Dès que j'y ai pénétré, mon doigt y sent les annexes tuméfiées et adhérentes. La vessie étant décollée et refoulée en avant, je pratique une section médiane sans aucune hémorragie gênante, une pince tire-balle saisit en dehors la moitié gauche, et à petits coups de ciseaux je coupe en dedans d'une pince à ligament de Péan, juste en dedans de la pince. Il m'est facile de lier l'artère utérine, d'attirer les annexes et de placer une ligature sur l'artère ovarienne.

J'agis de même sur la moitié droite ; la malade a perdu une quantité de sang insignifiante. La section a porté sur le col, dont il reste environ deux centimètres.

Après une toilette minutieuse avec des tampons d'ouate imbibés de solution boriquée, je réunis d'avant en arrière la section du col par quatre points de suture à la soie.

Le vagin est bourré de gaze iodoformée.

La température oscille entre 37°,1 et 38° pendant les six premiers jours. Le pansement est changé le 19 juin. Le vagin est irrigué. La réunion paraît parfaite. La malade va à la selle à la suite d'un lavement et n'est pas cathétérisée depuis trois jours.

Les points de suture sont enlevés le 24 juin ; la réunion est parfaite, les tissus sont souples. La malade quitte l'hôpital le 29 juin.

Le fond du vagin est régulier et mesure une profondeur de huit à neuf centimètres.

Le myome, dur, bosselé, avait une large attache ; les annexes gauches étaient très lésées. Trompe épaissie, noduleuse, adhérente à l'ovaire. Des adhérences fixaient ces organes à l'utérus. Les annexes du côté droit portaient des lésions moindres, mais l'infundibulum présentait un nodule du volume d'une noisette et le pavillon était oblitéré.

Observation CXLV (Inédite).

(Communiquée par M. le Dr Peas).

Inversion totale de l'utérus par fibrome (dans Secheyron).

Femme âgée de quarante ans ; réglée à quatorze ; mariée à vingt : pas d'enfant. Très gâtée dans ses habitudes sociales. Douleurs pelviennes et abdominales intenses depuis cinq ans. Pertes sanguines presque continues depuis deux ans, non traitées, prises pour celles de la ménopause, si abondantes que la malade en est devenue très anémique. Il y a deux mois, le toucher vaginal fait pour la première fois a découvert,entre les lèvres du col utérin dilaté, une tumeur du volume d'une tête de fœtus à terme profondément implantée au fond de l'utérus. Cette tumeur a été saisie avec un forceps et attirée avec violence ; tout à coup, elle a cédé aux tractions et est venue saillir entre les cuisses, entraînant avec elle le fond de l'utérus en inversion.

Effrayé par cette complication, l'opérateur a cherché à réduire l'inversion et la tumeur, mais il n'a pu réussir qu'à faire rentrer celle-ci dans le vagin.

Depuis lors, la tumeur a été abandonnée à elle-même ; les douleurs, les pertes, l'anémie, ont augmenté et ont plongé la malade dans un état d'énervement et d'amaigrissement incroyable.

Opération le 25 *octobre* 1886. — Anesthésie chloroformique ; vulve rosée, vagin lavé au sublimé. Rétracteurs vaginaux facilitant la vue de la tumeur dans le vagin, afin de l'attirer à la vulve au moyen des pinces de Museux et de reconnaître que l'inversion de l'utérus est totale.

Je place les pinces à mors larges et courbes sur l'utérus au-dessus de la tumeur pour faire l'hémostase primitive.

J'enlève la tumeur par morcellement en quelques secondes avec les ciseaux, et je constate qu'elle a été implantée dans l'épaisseur même du fond de la matrice. Je suis obligé d'exciser en coin cette paroi, pour ne pas laisser de tissu morbide. Comme la perte de substance du fond de l'utérus est régulière, j'en rapproche exactement les bords au moyen de dix points de suture de catgut à anses séparées ; grâce à cette perte de substance cruciforme, j'espère que je pourrai faire disparaître par une pression méthodique, avec les doigts et les pinces, l'inversion de l'utérus. Je n'y peux parvenir qu'à moitié malgré toute ma patience et mes soins.

Presque aussitôt des vomissements chloroformiques complètent l'inversion. Voyant qu'il serait aussi dangereux qu'inutile de pousser plus loin les tentatives de réduction, je prends le parti d'abaisser le fond de l'utérus en le saisissant avec les pinces de Museux, de bien examiner ses rapports au moyen du cathétérisme vésical, du toucher rectal et de placer sur le fond du vagin, à la surface du col utérin inversé, deux pinces hémostatiques latérales, à mors longs et courbes, que je laisse en place après avoir excisé l'utérus au-dessus d'elles.

Durée de l'opération : trente minutes.

Suites de l'opération très satisfaisantes, malgré quelques vomissements chloroformiques pendant quelques heures. Pinces retirées vers la vingt-sixième heure.

Examen de la pièce : L'inversion est totale, les pièces en main la réduction est des plus pénibles. Les ovaires, les trompes et une partie des ligaments larges avaient été entraînés dans le prolapsus et excisés dans l'opération ; l'utérus était retourné sur lui-même en doigt de gant.

Observation VI.

(In thèse de BRASSEUR).

Inversion complète de l'utérus avec prolapsus, traitée par le tamponnement vaginal ; ventro-fixation de l'utérus, en dernier lieu hystérectomie vaginale. — Baldy, professeur de gynécologie à la polyclinique de Philadelphie (*Medical and Surgical reports*, 25 juillet 1871).

On cite de temps en temps des cas d'inversion de l'utérus, cependant leur fréquence n'est pas encore devenue tellement grande qu'il soit inutile d'en relater un nouveau.

Chacun connaît les difficultés que nous éprouvons pour guérir cette affection, ainsi que les nombreux moyens employés pour y parvenir. En dépit de tous les efforts, elle demeure l'affection gynécologique où les succès sont les plus rares.

En 1888, je fus appelé par les docteurs d'Annville et Gloumge, de Labanou, pour examiner une femme dont voici l'histoire.

Elle était âgée de trente-trois ans et avait mis au monde un enfant huit ans auparavant.

Le travail s'était quelque peu prolongé. Il avait fallu une application de forceps. Pendant ses couches, elle remarqua que quelque chose voulait sortir de son orifice vulvaire ; mais, sur sa demande, le médecin répondit qu'il en était ainsi pour toutes les femmes et que tout irait bien.

La prédiction fut cependant fausse, et, au fur et à mesure que le temps s'écoulait, la grosseur tendait à sortir de plus en plus.

Il y eut des hémorragies fréquentes et abondantes.

Les règles étaient très douloureuses; la tumeur était très sensible et ne pouvait être repoussée en arrière qu'avec la plus grande difficulté. A l'examen, on pouvait constater une inversion complète de l'utérus, compliquée d'un prolapsus complet du même organe et de ses annexes.

Les ovaires, situés à la partie la plus inférieure de la masse, étaient volumineux et très sensibles.

En essayant la réduction, on ne pouvait éviter de les comprimer. La miction et la défécation ne pouvaient se faire qu'en refoulant toute la masse dans le vagin.

Le mari de cette femme l'avait depuis longtemps quittée à cause de son état ; elle avait elle-même l'esprit affecté et n'inspirait que de la pitié.

Comme je devais quitter le pays, je l'adressai à un autre médecin, qui la fit rentrer à l'hôpital.

Sur ma demande, le chirurgien me communiqua le résultat de son traitement; le voici :

Dans la semaine qui avait suivi son admission à l'hôpital, elle avait été, une fois par jour, mise dans la position génu-pectorale : toute la masse était rentrée dans le vagin, et on y avait mis un tampon pour la maintenir dans cette position.

Au bout de ce temps, on constata que l'utérus avait repris sa position normale ; l'inversion s'étant, pour ainsi dire, réduite d'elle-même.

A cette période de son traitement la malade voulut s'en aller, refusant toute autre intervention ultérieure et retourna chez elle, dans le pays.

Quand je la vis une année plus tard, le prolapsus était aussi prononcé qu'autrefois, et l'inversion tendait à se reproduire. Je fis l'opération d'Emmet sur la paroi antérieure du vagin, enlevant du tissu, relachai tout ce que je pus et je refermai le périnée selon la méthode d'Emmet. En quelques mois, toute la masse s'était de nouveau prolabée, je fus donc encore appelé pour une nouvelle intervention. Cette fois, j'enlevai les ovaires; ils avaient la grosseur d'une noix et étaient profondément malades. En agissant ainsi, j'eus un triple but : d'abord apaiser la douleur,

douleur qui était extrême, produire la ménopause et éviter les congestions menstruelles, chacune d'elles amenant une augmentation de poids des organes pelviens et aggravant le prolapsus de plus en plus.

En soulevant les organes prolabés et en les enlevant, je pris bien soin, au moment de mettre les ligatures, de comprendre dans le pédicule le plus possible de ligaments larges. La ligature traversait les ligaments larges au-dessus du ligament rond, ce dernier était ainsi compris dans le lien et aidait ainsi à maintenir l'utérus en haut.

Je suturai l'utérus à la paroi abdominale.

Comme la première opération, celle-ci ne réussit point, bientôt le prolapsus était aussi complet qu'autrefois.

Dans la suite, je reçus un nombre incalculable de lettres, me priant de faire un nouvel essai pour la rétablir.

Après tout ce traitement, elle ne souffrait plus du prolapsus, mais l'inversion de l'utérus s'était reproduite. Je consentis à faire un nouvel effort pour la guérir, à la seule condition qu'elle voulût bien se confier sans réserve à mes soins ; je lui apprenais en même temps que je me proposais de lui enlever son utérus. Un mois durant, je n'eus d'elle aucune nouvelle, c'est alors que j'ai appris qu'elle s'était rendue à la maison de refuge du pays, où l'ablation de son utérus avait été faite par le vagin. Si mes souvenirs sont précis, l'on me dit alors qu'il y avait encore un certain degré de prolapsus des parois vaginales, ce qui nécessiterait probablement une dernière intervention pour la guérir. Après huit années de souffrances perpétuelles, cette pauvre femme, délaissée par son mari et par sa famille, tout cela grâce à la négligence et à l'ignorance de son médecin, pendant qu'elle gardait la chambre pour ses couches, avait été forcée de se réfugier à la maison de secours en état d'aliénation mentale.

Observation VIII (Résumée).

(De LEGUEU, juin 1894. — Bul. Soc. an. clinique de Paris).

Hystérectomie vaginale pour inversion utérine irréductible datant de
quatre mois.

Malade âgée de 29 ans, premier accouchement il y a quatre
mois ; accouchement laborieux, application de forceps, hémorragie au moment de la délivrance, se continuant les jours suivants. État général très mauvais.

Tumeur charnue assez dure, col et sillon peu sensibles.

Réduction impossible sous chloroforme. La méthode de Périer
est rejetée, car elle laisse un moignon inutile.

L'opération hystérectomie vaginale fut simple et facile.

La malade a parfaitement guéri.

Legueu parle en dernier lieu de l'opération de Kustner (Thèse
de Brasseur) du col, divisant celui-ci en deux à sa partie antérieure; la vessie n'est pas intéressée. Fente des fibres longitudi-
nales du col ; tentative de réduction ; insuccès ; hystérectomie
vaginale ; — suites de l'opération normales — guérison en vingt
jours.

Observation IX (Résumée).

(Thèse de BRASSEUR, Paris, 1895).

Inversion utérine de dix-sept mois. Tentatives de réduction sous chloroforme infructueuses. Hystérectomie vaginale. Guérison.

Florine B. ., âgée de 19 ans, premier accouchement il y a
dix-sept mois, normal ; délivrance aussi. Quelques pertes rouges
dans les huit premiers jours. Disparition des règles pendant six
mois ; réapparition pendant quatre autres mois. Au onzième mois,

hémorragies abondantes. Au quinzième mois, la malade est épuisée par ses pertes de sang.

Tentative de réduction sous chloroforme et tamponnement avec la gaze iodoformée : pas de résultat.

A son entrée dans le service, on constate une tumeur du volume d'un citron, — bourrelet du col et sillon appréciables, — les chairs de la femme sont d'une pâleur cireuse.

Opération. — Tentatives infructueuses de réduction sous chloroforme. Hystérectomie. Guérison en dix jours.

Santé parfaite ; — quelques oppressions passagères pendant cinq à six jours au moment des époques.

Observation IX (Résumée).

(Thèse de BRASSEUR, Paris, 1895).

Inversion utérine de quatre mois. Tentatives infructueuses de réduction. Hystérectomie vaginale. Guérison.

Louise B... âgée de 25 ans ; premier accouchement ; bonne grossesse. Accouchement laborieux. Application de forceps.

A la délivrance, traction sur le cordon et production d'inversion totale avec abondante hémorragie arrêtée par l'ergotine.

Pertes sanguines continuelles affaiblissant la malade, qui vient réclamer, à l'hôpital, une intervention.

A son entrée, le 12 juin, on trouve une tumeur comme une poire, rougeâtre et saignant au moindre contact.

Collerette formée par le col avec un sillon mesurant 2 centimètres 1/2.

Tentative de réduction manuelle sous chloroforme. Hémorragie abondante avec troubles circulatoires et respiratoires. On renonce à la réduction.

Deuxième intervention, dix jours après, au cours de laquelle on produit une déchirure transversale au niveau de l'isthme.

Hystérectomie vaginale. Guérison.

Dans un autre cas de M. Brasseur pour inversion irréductible, l'hystérectomie vaginale a été pratiquée avec succès.

CONCLUSIONS

A. *L'inversion utérine puerpérale* jusqu'à la période d'involution sera traitée :

1° *S'il n'y a pas d'infection* et que l'état du tissu utérin soit assez consistant ; réduction manuelle ou instrumentale avec une excessive prudence. En cas d'échec, opérations d'Otto Küstner, de Doyen ou de Duret. Lorsque la réduction est impossible, hystérectomie vaginale ;

2° *S'il y a infection*, avec sphacèle du tissu utérin, lésions des annexes ou du péritoine pelvien, hystérectomie vaginale d'emblée.

B. *Pendant et après la période d'involution*, essayer les méthodes de douceur. En cas d'échec :

1° Si la femme est jeune, opérations conservatrices.

2° Si la femme est à la période de la ménopause, hystérectomie vaginale.

C. *Inversion utérine à répétition*. — L'hystéropexie pourra rendre quelques services.

D. *Inversion avec prolapsus utérin*. — Hystérectomie vaginale et colpopérinéorrhaphie simultanées.

E. *Inversion polypeuse*. — Si le polype possède un pédicule que l'on puisse bien séparer de la masse utérine, section aux ciseaux ; réduction de l'inversion. En cas d'échec : hystérectomie vaginale.

Si on se trouve en présence d'une tumeur polypeuse obstruant le vagin, technique de Doyen et réduction de l'inversion.

En cas d'un utérus fibromateux inversé ou d'un polype difficile à séparer du tissu utérin, et toutes les fois que l'inversion polypeuse sera compliquée de lésions annexielles ou pelviennes, l'hystérectomie vaginale est seule indiquée.

La supériorité de l'hystérectomie vaginale sur l'hystérotomie, opération incertaine, inapplicable à tous les cas (suppurations des annexes et du pelvis), douloureuse, ne mettant pas à l'abri de l'infection et enfin d'une longueur désespérante, a été largement prouvée dans le courant de ce travail.

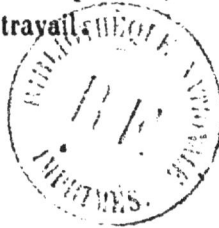

INDEX BIBLIOGRAPHIQUE

AUDIGÉ. — Contribution à l'étude du traitement de l'inversion utérine chronique (Thèse de Paris, 1881).

BALDY. — Ob. The medical and surgical reports, 25 juillet 1891.

BARBER F. — Case of inversion of the uterus with complète prolapse.

BERGER et RIBEMONT. — Annales d'hygiène et de médecine légale, 1882.

BOUILLY. — Encyclopédie internationale de chirurgie. Édition française. Tom. VII, pag. 689.

BRASSEUR J. — De l'hystérectomie vaginale dans l'inversion utérine puerpérale irréductible (Thèse de Paris, juillet 1895).

COURTY. — Traité pratique des maladies de l'utérus. 3e édition. 1881, pag. 730.

DEFONTAINE. — Obs. Présentation de M. le professeur Terrier. Bull. Soc. Chir. XI. Août 1885.

DENUCÉ. — Traité clinique de l'inversion utérine, 1883.

DOYEN. — Traité de technique chirurgicale spéciale, 1897.

DOYEN. — Lettre ouverte à M. Tuffier.

DURET. — Congrès international de Genève. Octobre 1896, in Annales de gynécologie et d'obst.

DURET et FRANCHOMME. — Société des Sciences médicales de Lille. Décembre 1894.

FRANCHOMME. — Journal des Sciences médicales de Lille, nos 22 et 24.

HOFMEIER. — Gundriss der gynäk op. 2e édition, 1882, pag. 281.

OTTO KUSTNER. — Methode Konserverender Behandlung der interteritten. Inversio uteri puerperali (Cent. für Gyn., 1893., pag. 915).

LABADIE, LAGRAVE et LEGUEU. — Traité médico-chirurgical de gynécologie, 1898.

LE FORT. — Bulletin de la Société de chirurgie XIII.

LEGUEU. — Obs. Présentation à la Société anatomique de Paris, 1894.

MALIUS. — Obs. The lancet, 31 octobre 1885.

MUNDÉ. — Laparatomy for réduction of an inverted uterus, in Am. journal of obstet., 1888.

PERSIN F. — Du traitement conservateur de l'inversion chronique de l'utérus. Thèse de Montpellier, 4 juillet 1896.

PONCET. — Lyon médical, 4 avril 1886.

POZZI. — Traité de gynécologie. Paris, 3ᵉ édition, 1897.

PUECH. — Montpellier médical, 1892.

RIBEMONT, DESSAIGNE et LEPAGE. — Précis d'obstétrique, Paris, 3ᵉ édition.

SECHEYRON. — Traité de l'hystérotomie et hystérectomie par la voie vaginale, 1889.

TASTE Léon. — De l'inversion utérine. Indications et traitement. Thèse de Lyon, janvier 1897.

THOMAS C. — Disease of women, 1872, pag. 434.

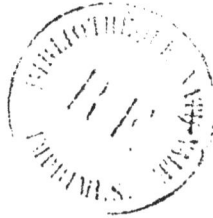

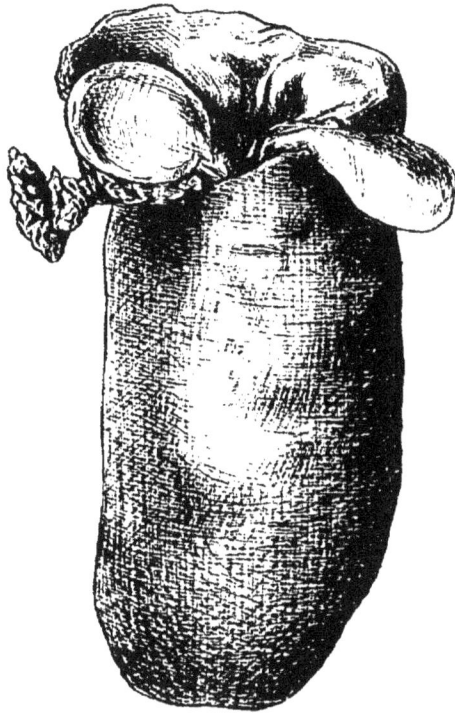

Inversion utérine puerpérale.

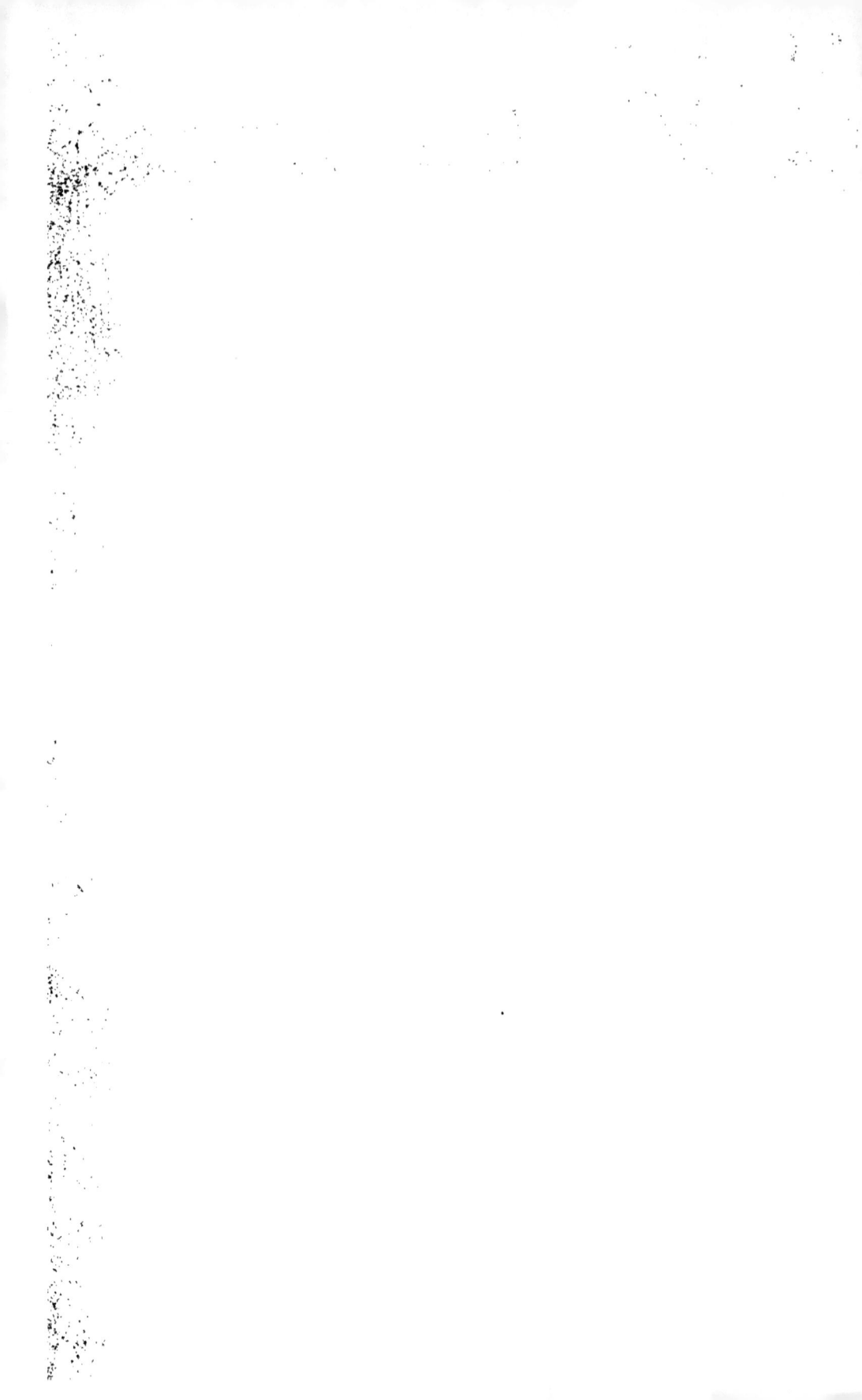

www.ingramcontent.com/pod-product-compliance
Lightning Source LLC
Chambersburg PA
CBHW050621210326
41521CB00008B/1329